AF881335

# L'ÉCHO DE LA PENSÉE

Collection ***Psychanalyse et Civilisations***
***Série Trouvailles et Retrouvailles***
*dirigée par Jacques Chazaud*

Renouer avec les grandes oeuvres, les grands thèmes, les grands moments, les grands débats de la Psychopathologie, de la Psychologie, de la Psychanalyse, telle est la finalité de cette série qui entend maintenir l'exigence de préserver, dans ces provinces de la Culture et des Sciences Humaines, la trace des origines. Mais place sera également donnée à des Essais montrant, dans leur perspective historique, l'impact d'ouverture et le potentiel de développement des grandes doctrines qui, pour faire date, continuent de nous faire signe et nous donnent la ressource nécessaire pour affronter les problèmes présents et à venir.

**Dernières parutions**

*Au-delà du rationalisme morbide,* Eugène MINKOWSKI, 1997.
*Des idées de Jackson à un modèle organo-dynamique en psychiatrie,* Henri EY, 1997.
*Du délire des négations aux idées d'énormité*, J. COTARD, M. CAMUSET, J. SEGLAS, 1997.
*Modèles de normalité et psychopathologie,* Daniel ZAGURY, 1998.
*De la folie à deux à l'hystérie et autres états,* Ch. LASEGUE, 1998.
*Leçons cliniques sur la démence précoce et la psychose maniaco-dépressive*, C. KRAEPELIN, 1998.
*Les névroses. De la clinique à la thérapeutique,* A.HESNARD, 1998.
*L'image de notre corps*, J. LHERMITTE, 1998.
*L'hystérie*, Jean-Martin CHARCOT, 1998.
*Indications à suivre dans le traitement moral de la folie,* F. LEURET, 1998.
*La logique des sentiments,* T. RIBOT, 1998.
*Psychiatrie et pensée philosophique*, C-J. BLANC, 1998.
*Le thème de protection et la pensée morbide*, Dr. Henri MAUREL, 1998.

Déjà paru aux Éditions G. Doin et Cie, 1941.


ISBN : 2-7384-6903-5

Charles DURAND

# L'ÉCHO DE LA PENSÉE

*Préface du Professeur H. CLAUDE*

**L'Harmattan**
5-7, rue de l'École Polytechnique
75005 Paris - FRANCE

**L'Harmattan Inc.**
55, rue Saint-Jacques
Montréal (Qc) - CANADA H2Y 1K9

# PRÉFACE

*Les phénomènes d'écho de la pensée qu'a étudiés* M. Durand *rentrent dans les troubles psychiques qui traduisent les altérations de la personnalité, surtout du type dissociatif. Ils sont la conséquence de modifications organiques non lésionnelles, sur lesquelles nous avons longuement attiré l'attention, et ce chapitre, qui est loin d'être épuisé, grâce au travail de* M. Durand, *s'enrichit d'une contribution nouvelle.*

*Si le phénomène d'écho de la pensée échappe à la plupart des médecins qui ne s'intéressent pas aux malades de l'esprit, il n'est pas inutile d'en faire connaître à ceux-ci la nature du syndrome, de même qu'aux psychiatres il apparaîtra que la discussion mérite de retenir l'attention sur ce trouble psychopathique. Il est en effet un des éléments de la chaîne de faits qui permettent d'entrevoir sous un jour assez nouveau un certain nombre des aspects de la psychopathologie comme nous sommes amenés à l'interpréter à la Clinique.*

*On verra à la lecture de l'intéressant ouvrage du* Dr Durand, *alors que les tendances de beaucoup d'auteurs qui ont placé la psychiatrie moderne à une place de premier ordre, ont abouti à des conceptions qui ne nous ont pas paru exemptes de critiques, il y avait néanmoins, chez quelques-uns et non des moindres, ainsi que pour certains auteurs étrangers, des tendances qui acheminaient vers la pathogénie psycho-biologique que nous défendons. Celle-ci a fixé l'attention, autour de nous, de quelques curieux de la genèse des manifestations psychologiques.*

*Parmi ces faits, l'un des plus intéressants réside dans l'illusion, en l'absence de toute condition matérielle acceptable, qui consiste, parmi les éléments d'inquiétude exprimée par un sujet, à entendre répéter sa pensée sous une forme assez sonore pour produire une condition d'apparence nouvelle.*

*Or, pendant longtemps, le terme d'hallucination a correspondu à un état psycho-pathologique en rapport avec des fonctions sensorielles plus ou moins troublées. L'explication actuelle est orientée par l'analyse des phénomènes purement dynamiques mis en action par les processus psychogéniques, reflet de toutes sortes de conditions affectives ou d'origine introspective variées.* M. Durand *s'est efforcé, par des exemples très démonstratifs, d'opposer à la notion des phénomènes d'altération de la pensée, sous forme d'écho, rapportée à des états lésionnels hypothétiques, la notion des conditions organiques sans substratum anatomique et uniquement fonctionnelles et représentatives d'activités dynamiques. C'est ainsi que l'auteur de cet ouvrage, après avoir passé en revue les phénomènes résultant de l'altération des appareils sensoriels ou centraux, arrive à opposer aux conceptions mécanistes celle qui paraît résulter d'une analyse soigneuse, sans parti pris, des faits classiques.*

*Il étudie ainsi les formes de l'écho de la pensée qui s'impose par le caractère sonore de celui-ci ou bien qui survient au cours des états hypnagogiques ou neurologiques.*

*Il conclut enfin par la démonstration de l'illusion de dualité et d'étrangeté du langage intérieur, ce qui nous ramène à un balancement dans les activités dynamiques de certaines fonctions des centres psychiques et nous éloigne des altérations ou des modifications lésionnelles considérées comme les conditions primitives des phénomènes psychiques en cause.*

*Dans le cas de lésions reconnues des appareils sensoriels, par exemple, ceux-ci n'entreraient en jeu que par répercussion à distance sur d'autres centres supérieurs modifiés dans leur état dynamique.*

*Cet ouvrage, reconnaissons-le, est d'une lecture qui réclame une attention assez soutenue parce qu'il concerne des pro-*

*blèmes toujours assez délicats, comme ceux qui se posent dans toute exploration du domaine de la pensée. Il a toutefois une portée générale dont nous espérons avoir fait comprendre l'importance du point de vue théorique et pratique tout à la fois, notamment à l'égard des limites de la schizophrénie proprement dite et des délires réactionnels, par exemple, d'un pronostic si différent.*

*En recommandant le travail du* Dr DURAND, *dont j'ai pu apprécier la conscience dans la recherche et les capacités techniques dans nos études si fines, j'ai conscience d'avoir servi l'évolution de notre science psychiatrique.*

Professeur H. CLAUDE.

# INTRODUCTION

> « Il faut être prudent et modeste
> « quand on aborde l'interprétation du
> « fameux sentiment de l'écho de la
> « pensée. »

C'est ainsi que s'exprime Pierre JANET en parlant du symptôme psychiatrique qui fait l'objet de cette étude. Et cependant, ce *phénomène* apparaît vraiment simple et élémentaire à la lecture des traités de psychiatrie ! Sa description, sa pathogénie même, semblent ne plus devoir soulever de discussions. Le droit de cité de cette forme *d'hallucination* semble si définitivement acquis, qu'ayant fait part à quelques psychiatres de notre intention d'intituler ce travail *L'Illusion d'écho de la pensée,* il s'en est trouvé un certain nombre pour s'étonner de cette description d'un « *nouveau symptôme* ». Leurs malades, — nous ont-ils dit — n'ont jamais éprouvé *d'illusions* de ce type : ils *entendent* toujours « *le véritable écho* » !...

Il semble ainsi, en langage de psychiatrie courante, que l'écho de la pensée ne soit autre chose que la répétition à voix haute de la pensée par le cerveau malade, exactement comme la voûte du Baptistère de Pise répète, pour la plus grande joie des touristes, la voix gutturale du guide.

Nous reviendrons, très longuement, dans les pages qui vont suivre, sur cette étrange erreur. Pour l'instant, nous voudrions dire dans quelles conditions nous avons été amené à aborder ce sujet, et quelles sont les raisons de notre témérité.

Le problème des hallucinations demeure, malgré des travaux innombrables, un des plus difficiles en psychopathologie. C'est aussi, sans doute, un de ceux où le fait psychiatrique se révèle avec le plus d'originalité. Riche en controverses multiples, la question des hallucinations auditives verbales occupe, en raison de sa fréquence et de son apparente objectivité, une place de choix dans l'étude des troubles psychosensoriels. C'est sur ce terrain que les partisans d'une doctrine « *organiciste* » des troubles mentaux ont livré de grandes batailles contre ceux qu'improprement, sans doute, on traite de « *psychogénistes* ».

Dès le début de nos études psychiatriques, cette division de « *l'organique* » et du « *psychologique* » nous a parue artificielle. Après bien d'autres, nous n'arrivions pas à comprendre comment un trouble mental pouvait se concevoir en dehors d'une base organique, et inversement, comment une lésion neurologique pouvait donner lieu à la création directe de phénomènes aussi complexes que les états délirants, par exemple. Il nous semblait qu'il n'y avait point là deux points de vue irréductibles et que les deux grands courants psychiatriques devaient, sinon fusionner, du moins rendre compte, chacun pour leur part, d'un certain nombre de faits cliniques.

C'est à la lueur de l'enseignement de notre Maître, le Professeur Henri CLAUDE, que nous avons mieux compris les positions de deux disciplines que, jusque là, nous avions opposées dans notre esprit. Les termes d' « *organique* » et de « *psychogène* » ne signifiaient désormais plus rien pour nous. Le trouble mental ne peut que rarement se rattacher exclusivement à l'une ou l'autre origine; mais il est, la plupart du temps, conditionné par les deux. Entre le trouble organique de base et son expression clinique, il y a un écart : « *l'écart organo-clinique* ». Avant d'arriver à la lésion neurologique, il importe donc de démonter tout le mécanisme psychologique qui s'est édifié loin de nous. L'étude en profondeur du symptôme psychiatrique doit précéder toute recherche de la composante organique. Ce n'est qu'après avoir analysé ainsi, plan par plan, le trouble psychopathique, que nous arriverons à mettre à jour, dans de nombreux cas, pensons-nous, la lésion originelle et génératrice de cette « *dissolution de fonctions* ».

Cette méthode « *psychobiologique* », définie par notre Maître Henri Claude, conduit :

« 1° à exiger, dans l'explication du symptôme psychiatrique, une part « *psychogénétique* » ;

« 2° à garantir deux possibilités de faits, soit que le trouble fonctionnel soit déterminé par une maladie cérébrale — comme c'est le plus généralement le cas, — soit qu'il soit déterminé par le jeu des tendances de la personnalité et des événement de la vie de relation » (1).

Cette méthode d'investigation psychiatrique ne saurait s'entendre que comme la mise en pratique d'une théorie dynamique des troubles mentaux qui repose sur deux principes essentiellement jacksoniens « les états psychopathiques représentent une vaste échelle de dégradation de l'activité psychique, — le trouble mental suppose une organisation active du niveau auquel il correspond » (2).

C'est dans ce sens que nous sommes résolument des « *organicistes* », non point que nous voulions rattacher directement le symptôme à la lésion, comme le font les « *mécanistes* », mais parce que nous croyons qu'un trouble de l'activité psychique s'établit sous l'influence d'un trouble organique dont il dépend « *comme le rêve dépend du sommeil* » (H. Ey), sans que, d'ailleurs, ce conditionnement organique consiste forcément en une lésion toujours primitivement et uniquement cérébrale.

Dans la partie constructive de notre étude, nous aurons l'occasion de développer plus amplement quelques-uns de ces principes de Jackson; il nous a paru déjà utile de les signaler ici, car ce sont eux qui nous ont servi de guide dans l'élabo-

---

(1) Henri Ey: Analyse d'un article de H. Claude: Remarques sur quelques essais de physiologie en psychiatrie (*Biologie médicale*, XXIII, N° 3, 1933), *in Encéphale*, 1933, tome I, page 409 et suivantes.

(2) H. Ey et J. Rouart : Essai d'application des principes de Jackson à une conception dynamique de la neuro-psychiatrie. *Monographie de l'Encéphale*, 1937.

ration de ce travail. Comme nous le verrons par la suite, les notions jacksoniennes de dissolution fonctionnelle locale et de dissolution uniforme de l'activité psychique comblent le fossé que l'on a voulu creuser, bien artificiellement, entre le *neurologique* et le *psychiatrique*, l'*organique* et le *psychologique;* elles nous permettent ainsi de rendre compte de faits bien différents dans leur essence et que l'on a laissé groupés sous la même dénomination pittoresque *d'écho de la pensée.*

Ces explications de psychiatrie générale ont paru, peut-être, un peu longues. Elles nous ont, cependant, semblé indispensables à la compréhension de l'esprit dans lequel a été entreprise cette étude.

En consacrant notre thèse au « *fameux phénomène* », nous avons surtout voulu faire l'essai, sur ce symptôme, d'une méthode qui nous avait profondément séduit. Ce sont les résultats de ces investigations que nous consignerons ici. Si, chemin faisant, notre pensée paraît trop dogmatique et trop sévère, surtout à l'égard de théories qui jouissent d'une certaine faveur, qu'on veuille bien nous en excuser. Nous nous sommes, peut-être, attaché à une tâche trop difficile pour notre manque d'expérience.

Ces pages sont le reflet de l'enseignement oral et écrit de notre Maître, le Professeur Henri CLAUDE, que nous assurons ici de toute notre profonde et très respectueuse reconnaissance. Elles doivent à Henri EY la part originale qu'on voudra bien leur trouver. Nous ne revendiquons, quant à nous, que le titre d'interprète, aussi fidèle que possible, d'une pensée qui nous est d'autant plus précieuse qu'elle a enrichi notre esprit en lui montrant les difficultés et les joies de la science psychiatrique.

*PREMIÈRE PARTIE*

# LES CONCEPTIONS SUR L'ÉCHO DE LA PENSÉE

Nous exposerons, dans cette première partie, une vue d'ensemble du problème de l'écho de la pensée tel qu'il a été conçu par différents auteurs qui ont abordé la question des hallucinations.

Nous n'avons nullement la prétention d'écrire ici un historique. Du reste, si nous avions eu l'intention de le faire, la lecture des nombreux ouvrages traitant de l'hallucination nous aurait vite montré l'inutilité de notre tâche. Tout historique sur l'écho de la pensée ne ferait que suivre, pas à pas, l'historique des conceptions sur les troubles psycho-sensoriels. Il nous semble que MOURGUE, dans son ouvrage si remarquable (1), a écrit à ce sujet des pages définitives, auxquelles on ne peut que se référer.

(1) Raoul MOURGUE : *Neurobiologie de l'Hallucination*. Ed. Lamertin, Bruxelles, 1932.

Aussi, abandonnant tout essai proprement historique de la question, avons-nous seulement le projet d'exposer ici les conceptions de certains auteurs qui, plus que d'autres, ont particulièrement insisté sur l'écho. Ce travail préliminaire de *revue générale bibliographique* sera exposé dans un premier chapitre. Il nous permettra de distinguer deux courants principaux représentatifs de deux théories des troubles psycho-sensoriels : pour les uns, en effet, partisans d'*une conception mécaniste*, l'écho de la pensée est présenté comme un phénomène physique; pour les autres, au contraire partisans d'une *conception noétique*, l'écho est conçu comme une erreur ou un sentiment pathologique.

Nous tenons à préciser le sens des deux mots dont nous venons de nous servir. Une conception mécaniste de l'écho de la pensée est une théorie qui assimile purement et simplement l'écho à une sensation engendrée *directement* par une lésion. Dans une telle conception, le phénomène est essentiellement dépourvu de toute signification psychique. Nous employons ici le terme *noétique* pour désigner, conformément au vocabulaire psychologique usuel, une conception de l'écho qui fait appel à des valeurs psychiques plus ou moins intellectuelles. Une conception noétique de l'écho le dépouille de toute sensorialité primitive, pour en faire une erreur. Disons tout de suite que la conception dynamique que nous proposerons à la fin de ce travail, tout en répudiant toute interprétation mécaniste du phénomène, tentera de ne pas tomber dans une interprétation purement noétique incompatible avec la diversité et la nature même des faits groupés sous le nom d'écho.

Ayant ainsi précisé par avance notre position à l'égard de ces deux mouvements, nous allons donc exposer les principales théories qui s'inspirent de ces deux conceptions classiques.

# I. ESQUISSE GÉNÉRALE DES THÉORIES ÉMISES SUR L'ÉCHO DE LA PENSÉE

Nous allons d'abord, dans ce premier paragraphe, tracer une sorte de vue panoramique du mouvement des idées sur l'écho de la pensée. Nous nous contenterons de signaler à leur place les plus grands travaux : ceux de WERNICKE, DE CLÉRAMBAULT, Pierre JANET.

Nous étudierons successivement l'école mécaniste allemande, l'œuvre de SÉGLAS, les conceptions mécanistes françaises et les conceptions noétiques.

## *A. Conceptions mécanistes allemandes : le « Gedankenlautwerden »*

Les psychiatres allemands de la fin du XIXe siècle semblent d'accord pour écrire que c'est KRÆPELIN qui, le premier, a attiré l'attention sur le « *Gedankenlautwerden* » (*la pensée qui devient à voix haute,* traduction littérale qui vise plus à l'exactitude qu'à la correction de la forme).

Dans la 3e édition de son fameux Traité parue à Leipzig en 1889, KRÆPELIN, page 84, s'exprime ainsi : « Le fait de parler « après la pensée, que nous avons appelé le *Doppeldenken,* « est une véritable hallucination. Cela conduit naturellement « au fait que les pensées deviennent sonores (à haute voix) « et sont connues par l'entourage, de telle sorte que chacun « lit celles-ci et peut les répéter. »

Il semble, par ce passage, que déjà, en 1889, Kræpelin avait donné une description précise de ce que l'on appellera plus tard le *Gedankenlautwerden* (expression qui semble avoir été créée par Cramer) ou, en France, l'écho de la pensée. Dans la définition du *Doppeldenken* de Kræpelin, nous trouvons, en effet, les traits essentiels du symptôme : la sonorisation de la pensée, son dédoublement et sa divulgation.

L'explication pathogénique de Kræpelin est le reflet des théories atomistiques de cette époque. L'écho n'est que la résultante de processus neurologiques à direction centrifuge. « Ce sont les centres de perception acoustique qui sont le « plus atteints par l'irritation. Si l'irritation est telle qu'elle « peut évoquer la ressemblance d'un mot connu, elle peut « provoquer également la répétition de la pensée. » (1).

Cramer, dans son livre « *Les hallucinations du sens musculaire chez les malades mentaux* » édité en 1889, insiste longuement sur le « *Gedankenlautwerden* » ainsi qu'on peut le voir par l'analyse suivante de son livre paru à la même époque (2) :

« Il existe une voie qui conduit la sensibilité des muscles jus« qu'à l'écorce et se réfléchit à nouveau sur les muscles. Une « excitation hallucinatoire de cette voie déclanchera des repré« sentations de mouvement naturellement fausses, c'est-à-dire, ne « correspondant pas à un fait extérieur. » L'auteur considère ces faits : 1° dans l'appareil locomoteur ; 2° dans l'appareil moteur d'élocution verbale ; 3° dans le groupe oculaire. Des hallucinations dans le premier domaine, résultent une série d'actes forcés, de mouvements forcés, de positions forcées. Les hallucinations, dans le groupe des appareils d'élocution, conditionnent la représentation d'une conversation avec une voix intérieure ou aussi de *l'audition de la propre pensée par les oreilles*, prononcée par d'autres, couverte ou mêlée aux bruits du Gedankenlautwerden. « Si une partie « seulement de l'appareil musculaire est hallucinatoirement excitée, « un seul mot, une seule pensée est exprimée, qui se presse à la « conscience avec une force incœrcible, et c'est l'obsession... »

---

(1) Cité par Klinke : *Sur les symptômes du Gedankenlautwerden*. Arch. für Psych., 1894, tome 26,page 147.

(2) Die hallucinationen im Muskelesinn bei Geisteskranken und ihre klinishe Bedeutung. Ein Beitrag zur Kenntniss der Paranoia, Dr August Cramer (Freiburg i. B., 1889), analysé dans: *Neurologisches Centralblatt*, 1889, page 279-280 (le livre étant introuvable en France, nous avons dû nous contenter de l'analyse).

Dans ce travail, CRAMER donne 30 observations qu'il répartit en quatre groupes : le premier est consacré à « l'apparition isolée du « *Gedankenlautwerden* » ; dans les autres groupes, ce signe existe également mais peut être mélangé à d'autres symptômes (obsessions, impulsions, mouvements forcés, etc...).

On voit, par cette vue rapide, toute l'importance que CRAMER attribue à l'écho de la pensée dans l'analyse du trouble hallucinatoire. Il donne, du « *Gedankenlautwerden* », une explication « *kineto-verbale* ». Des travaux récents (en particulier ceux de F. MOREL, de Genève), ont redonné un certain éclat à cet aspect de l'écho, conçu comme une « *hallucination musculaire verbale* ». Avec M. CLAUDE (1), nous avons longuement exposé et critiqué cette théorie mécaniste. Nous reviendrons plus loin sur ce point de vue.

KLINKE (2) a donné une critique de l'explication de CRAMER.

« Celle-ci, dit-il, exige deux conditions : d'abord, un trouble « de la voie du sens musculaire (*Muskelsinnbahn*), ensuite, un « trouble de la « pensée verbale ».

Pour la première condition, KLINKE a démontré que la représentation seule du mouvement ne peut pas influencer le mouvement musculaire. L'acquisition des sensations de mouvement n'est pas un phénomène simple, mais un processus très complexe. Quant au trouble de la pensée verbale, CRAMER, à son avis, n'a pas suffisamment montré qu'il était dû, d'une part, à la perturbation des éléments acoustiques du son d'un mot et, d'autre part, aux représentations des éléments phonateurs nécessaires à l'émission des mots.

« Tout à fait différente, nous dit toujours KLINKE, est « l'explication de MEYNERT. Pour cet auteur, le *Gedan-* « *kenlautwerden* ne se passe pas toujours sous la forme « hallucinatoire, mais plutôt prend l'aspect d'une pseudo- « hallucination. Ce sont des bruits quelconques qui sont

---

(1) Henri CLAUDE et Charles DURAND : Remarques critiques sur la théorie mécaniste de l'écho de la pensée. *Encéphale*, 1939.

(2) KLINKE : loc. cit.

« interprétés comme une illusion. Il y aurait deux facteurs « comme source de l'écho : le bruit entendu et une inter- « prétation illusionnelle. » Cette opinion de MEYNERT ne semble valable à KLINKE, que pour quelques cas seulement car, pour la majorité de ceux-ci, « l'écho n'est pas une illusion », sinon, on ne pourrait expliquer comment, sans excitation acoustique le « *Gedankenlautwerden* » se produit quand même. » (1).

Et c'est ainsi que KLINKE est amené à donner son opinion sur le symptôme qu'il n'a jamais constaté « isolé » mais toujours associé à d'autres signes dans divers états psychopathologiques (mélancolique, maniaque, confus, hystérique, épileptique, et surtout, chez des paranoïaques et des alcooliques). L'auteur note que le malade présentant le « *Gedankenlautwerden* » a toujours l'impression que « lorsqu'il pense, on « parle tout ce qu'il pense, que ses pensées sont bien connues « des autres malades et de tous les gens qui sont autour « de lui ». Et, ajoute KLINKE, « il y a des cas dans lesquels « les malades disent qu'ils n'entendent pas parler mais qu'ils « ont seulement pensé qu'on parlait leur pensée. Ce sont soi- « disant des voix internes. » Quelques auteurs les distinguent des vrais « *Gedankenlautwerden* »... « ...mais ce sont là « seulement des différences dans le degré d'intensité du « même processus; cela dépend beaucoup de la « *Phantäsie* » « et de l' « *égocentrisme* » pathologiques. » Car KLINKE, sacrifiant aux théories atomistiques de l'époque, pense qu'il y a un processus intéressant « *le centre de la forme acoustique des mots* » ; mais, en auteur prudent, il ne s'étendra pas sur des conceptions pathogéniques, et son article, très complet, est surtout une revue générale de la question avec une description souvent très fine et très exacte des modalités de présentation du « *Gedankenlautwerden* ».

(1) Nous trouvons ici exprimée, nous semble-t-il, une des idées qui servira de base à la partie constructive de notre travail. Tout mot, toute idée, toute pensée comme toute lecture, a une « *composante sonore* ». KLINKE souligne ici la nécessité de recourir à une *excitation acoustique* pour expliquer l'écho de la pensée lorsqu'on méconnaît *l'impulsion sonore* qui existe dans toute pensée et dont aucun auteur nous semble ne s'être jamais soucié.

D'autres auteurs allemands de la même époque, parmi lesquels nous citerons KOPPEN (1), JULIUSBERGER (2) et DOLLKEN (3), ont également traité ce problème dans un même sens résolument mécaniste. C'est ainsi, par exemple, que DOLLKEN a écrit : « Chaque cas de « *Gedankenlautwerden* » « nous enseigne que les voies transcorticales sont atteintes « par une excitation qui va jusqu'à l'arc réflexe... »

Plus intéressante est l'opinion de WERNICKE qui, avec KRÆPELIN et CRAMER, est un des auteurs qui a le plus attiré l'attention sur le « *Gedankenlautwerden* ». Nous n'exposerons pas ici, dans ce tableau général des conceptions sur l'écho de la pensée, la célèbre *théorie de la Séjonction.* Nous nous réservons d'y revenir plus longuement lorsque nous développerons une doctrine française qui lui est très apparentée nous semble-t-il, celle de l' « *Automatisme Mental* » de CLÉRAMBAULT (4).

Pour l'instant, nous voulons seulement signaler que WERNICKE, dans son traité de Psychiatrie, paru en 1894, distinguait, dans le groupe des *Autopsychoses* (5), ce qu'il appelait *l'autopsychose aiguë ascendante,* caractérisée par l'apparition initiale du « *Gedankenlautwerden* » (6). Ce symptôme primitif et « *basal* » va, peu à peu, faire place aux hallucinations. L'écho de la pensée, d'après WERNICKE, est apparenté aux « *idées autochtones* » et implique l'excitation du lobe temporal.

---

(1) KOPPEN : le « *Gedankenlautwerden* ». *Neur. Centralblatt,* 1896, p. 324.

(2) JULIUSBERGER : Sur le « *Gedankenlautwerden* ». *Allg. Z. für Psych.,* 1898, t. LV, p. 29.

(3) DOLLKEN : Les hallucinations et le « *Gedankenlautwerden* ». *Arch. für Psych.* 1908, t. XLIV, p. 425 à 452.

(4) Afin d'éviter toute confusion que peut prêter le terme « d'Automatisme Mental », nous désignerons toujours le syndrôme de CLÉRAMBAULT, soit par le nom de son auteur, soit en l'écrivant en majuscules.

(5) WERNICKE classe les états psychopathiques et allopsychoses, autopsychoses et somatopsychoses, suivant les trois entités (allopsyché, autopsyché et somatopsyché) qui constituent les « contenus de conscience ».
On trouvera dans la thèse de BURCKARD (Strasbourg, 1931), « Les conceptions psychiatriques de WERNICKE », un exposé très clair auquel nous nous sommes constamment référé.

(6) BURCKARD, dans sa thèse, traduit « *Gedankenlautwerden* » par le terme « d'hyperendophasie ». Ceci ne nous semble pas tout à fait exact, car l'expression d'hyperendophasie a été donnée aussi par SÉGLAS pour traduire des phénomènes de « rumination mentale », de mentisme, différents de l'écho.

### *B. L'écho de la pensée dans l'œuvre de SEGLAS*

Dans son livre remarquable sur « *Les troubles du langage chez les aliénés* », paru en 1892, SÉGLAS fait entrer l'écho de la pensée dans le groupe des hallucinations verbales auditives (1). Voici comment il s'exprime (page 116) :

« Dans les formes chroniques de la folie, où l'hallucination de « l'ouïe prédomine, dans le délire des persécutions par exemple, « le malade, au bout d'un certain temps, est devenu *tellement* « *auditif* (2) qu'il ne peut penser sans entendre formuler nette- « ment à ses oreilles sa propre pensée... Parmi les images du « langage intérieur, l'auditive est alors devenue tellement vive « qu'elle *s'extériorise* (2) sous forme d'hallucination, reprodui- « sant la pensée intime du malade : c'est le phénomène de l'écho « de la pensée. »

Et, plus loin, (page 179) : « ...l'aliéné interprétant ce qu'il « éprouve, se plaint qu'on lui vole ses idées, qu'on répète ce qu'il « pense, qu'on annonce ce qu'il va faire, ce qu'il éprouve, avant « même qu'il ait eu le temps de penser. — L'homme, nous disait

(1) Avant SÉGLAS d'autres psychiatres en France, avaient parlé de l'écho de la pensée. Quel est l'auteur de cette expression imagée? Malgré toutes nos recherches, nous n'avons pu le trouver. Il semble que l'observateur n'ait fait que transcrire les paroles du malade. En effet, très souvent, le délirant voit dans cette expression une image commode pour traduire des événements nouveaux pour lui et généralement ineffables.

ESQUIROL, déjà, semblait donner cette opinion dans un passage cité par LÉVY-VALENSI : « Les malades aliénés expliquent ce fait (d'entendre ce qu'ils pensent) en disant qu'il y a un écho autour d'eux. »

Un malade de Pierre JANET disait : « Je suis un écho. » Enfin, dans une de nos observations, nous trouvons cette phrase : « ...c'est l'auto-pensée, c'est comme l'écho ». Ajoutons que c'est là l'avis de M. SÉGLAS lui-même qui, interrogé par Henri EY sur ce point historique, a fourni cette explication.

(2) Souligné par nous.

« l'un d'eux, est mis à nu, devenant pour ainsi dire un cristal « pour tout le monde. Il ne voit là qu'*une preuve à l'appui de « ses convictions délirantes* (16), c'est une raison pour lui de se « croire entouré d'ennemis, d'espions. Ses tentatives d'explications « se bornent à invoquer une action mystérieuse, des moyens « surnaturels, mais jamais, à l'inverse des malades conscients, « il ne se rend compte de la nature subjective des symptômes « subjectifs qu'il accuse... Il semble que le malade fasse, petit « à petit, son éducation d'auditif et qu'il arrive à le devenir à « un tel point qu'il ne peut plus penser sans qu'il entende sa « pensée comme un écho. »

Séglas distingue parfaitement plusieurs formes d'écho de la pensée : « Certaines hallucinations — nous dit-il — sont conscientes « et ne s'accompagnent pas d'idées délirantes ». Ainsi, dans l'observation citée par lui, d'un malade qui a d'abord entendu des sifflements, puis des voix qui le conseillent, et enfin, lorsqu'il lit : « il entend prononcer ce qu'il lit, comme si quelqu'un lisait « à haute voix, à côté de lui. Ce phénomène intermittent d'abord, « est aujourd'hui continuel. Il a conscience de la nature subjective « de ce symptôme, dit, de lui-même, que ce sont des hallucinations, « mais il voudrait se guérir, car cela lui semble très fatigant « d'entendre toujours *parler sa pensée* ou ce qu'il fait, et cela le « gêne beaucoup dans son métier de comptable. Il ne présente, « d'ailleurs, aucune idée délirante. »

« Cette pensée, formulée à haute voix, ajoute M. Séglas, c'est « l'écho de la pensée. Dans ce cas, ce désordre apparaît dans « toute sa simplicité, parce que le malade se rend compte exac- « tement de sa nature toute subjective. Il n'en est pas de même « chez les aliénés qui interprètent à leur façon. »

Et Séglas nous donne, soit dans son livre sur les « *Troubles du langage* », soit dans ses « *Leçons cliniques* », d'admirables descriptions de l'écho de la pensée chez les délirants. C'est ainsi qu'un de ses malades entendait sa pensée sous forme d'un écho plus ou moins prolongé, mais sans qu'elle soit prononcée à nouveau. Elle n'était « entendue » qu'une seule fois, mais donnait l'impression que ces voix se répétaient 50 ou 100 fois sous forme d'écho. « Il me semble, disait ce délirant, « que je suis passé à l'état de phonographe enregistreur. »

Plus rares sont les formes d'écho qui entrent dans le groupe des hallucinations psycho-motrices. Dans son ouvrage, Séglas en cite deux observations que nous croyons utile de rappeler :

« C'est d'abord une malade qui se plaint d'être « *emplâtrée, « emboucanée, empestiférée* » par cinq prêtres, dont l'un d'eux est dans sa tête, deux dans sa gorge, un dans son ventre, un dans son estomac. Un jour, en lisant son journal, elle l'a jeté, de colère, parce que c'étaient eux qui lisaient; en effet, *sa langue prononçait malgré elle pendant qu'elle lisait.* Elle est tellement consciente des mouvements de sa langue, qu'elle attribue à la présence des prêtres, qu'elle est allée chez un pharmacien afin de voir, dans sa langue, s'ils n'y sont pas. « Le pharmacien a regardé avec un tube « de verre et ne s'est pas prononcé... »

L'autre malade n'a plus de pensée, c'est un souffleur qui lui sert de pensée. Il est placé dans le dos et entre les deux épaules, un autre est plus haut, dans la langue et dans la gorge, *qui répète tout ce que le premier pense,* et c'est alors qu'elle comprend *par les mouvements de la langue.*

Il y a, dans ces deux observations, d'après Séglas, des phénomènes d'ordre psycho-moteurs qui donnent aux malades l'impression d'une répétition de leur pensée ou de leur lecture. Nous retrouvons là, une vue assez superposable à celle que développait Cramer en Allemagne à la même époque. Mais, contrairement à cet auteur, Séglas ne donne à sa description clinique aucun sens pathogénique.

Nous voyons ainsi s'esquisser déjà, dans l'œuvre de Séglas, toute la complexité du problème qui fait l'objet de cette étude. Les diverses formes d'écho de la pensée que nous venons d'énumérer d'après le grand clinicien sont, pour ainsi dire, conformes « par avance » à notre propre classification.

A travers ces magistrales descriptions cliniques, en effet, nous voyons se profiler toute une *échelle de niveaux* au cours desquels les malades, en disant la même chose, éprouvent des phénomènes différents. Depuis la simple sonorisation de la pensée survenant au cours d'états très *neurologiques,* type hallucinose, jusqu'au délire, ou l'écho a peu ou n'a pas de caractère d'esthésie, il y a toutes sortes de formes de passage. L'écho de la pensée n'est pas un symptôme se présentant en clinique avec une constance absolue; c'est une expression, pittoresque sans doute, mais qui correspond à des manifestations pathogéniquement dissemblables. Nous croyons que c'est là l'idée essentielle qui se dégage des passages que nous venons de citer longuement; elle constitue l'armature même de ce travail. Aussi, osons-nous dire que celui-ci est en continuité avec l'œuvre de Séglas; il n'est que la traduction, en langage jacksonien, de ce que ce grand clinicien avait esquissé en 1888.

### *C. Les conceptions mécanistes françaises sur l'écho de la pensée après SEGLAS*

Ces conceptions ne sont que le reflet, — nous l'avons déjà dit, — des nombreuses théories sur l'hallucination qui se sont fait jour, en France, pendant et depuis la fameuse discussion de 1855, à la Société Médico-Psychologique (1). En allant de la définition d'ESQUIROL, qui mettait l'accent sur « la conviction intime d'une sensation actuellement perçue », à la notion d'une « perception sans objet » de BALL, on peut mesurer l'écart qui sépare deux grands mouvements psychiatriques. Avant de retrouver, dans chacun de ces « courants historiques » les auteurs qui, plus particulièrement, ont traité de l'écho de la pensée, nous voudrions rassembler rapidement ici, l'avis de quelques psychiatres dont les théories générales sur les troubles psycho-sensoriels ont fait école.

Gilbert BALLET, qui, le premier, en 1911, affirma l'individualité de la psychose hallucinatoire chronique, faisait de l'écho de la pensée une des bases de cette entité nosographique. Voici comment il s'exprimait à ce sujet, dans une leçon faite à l'Asile Sainte-Anne en 1912 (2) :

« L'écho de la pensée me paraît être, au point de vue psycho-
« logique, un phénomène capital dont les auteurs qui, tous l'ont
« signalé, n'ont pas, me semble-t-il, marqué suffisamment la signi-
« fication et l'importance. Il témoigne, en effet, de la désagrégation
« de la personnalité qui, comme je l'ai dit, est le trait essentiel
« de la psychose hallucinatoire chronique et suffit à la différencier,
« par exemple, de la psychose interprétatrice chronique où la
« personnalité n'est pas atteinte... Les hallucinations supposent

(1) Voir Henri EY : La discussion de 1855 à la Société Médico-Psychologique A.M.P., 1935, I, p. 584.

(2) Cité par LÉVY-VALENSI dans son Rapport au Congrès de Blois, 1927, p. 98.

« déjà que la personnalité est désagrégée; elles constituent une « manifestation de cette désagrégation; à tout prendre, elles ne « se différencient pas, au fond, du phénomène de l'écho de la « pensée. Désagrégation de la personnalité et, comme conséquence « de cette désagrégation, phénomène de l'écho de la pensée et « hallucinations, voilà ce qu'on retrouve à la base de toute psy- « chose hallucinatoire chronique; les idées délirantes de persé- « cution et de grandeur, quelque fréquentes qu'elles soient, ne « sont que secondaires et contingentes. »

M. de Clérambault s'est fait le défenseur d'une théorie analogue. Pour lui, comme pour Gilbert Ballet, l'écho de la pensée est un élément « *basal* » dans le développement d'une psychose hallucinatoire.

Etant donné le retentissement de la théorie de l'*Automatisme Mental,* nous lui consacrerons une étude particulière dans le chapitre suivant.

G. de Morsier et F. Morel (de Genève), ont également soutenu un point de vue analogue. L'écho de la pensée est une hallucination musculaire verbale dans laquelle ils voient « le « modèle et l'origine des hallucinations auditives verbales ». Nous reviendrons aussi, très longuement, sur les différents aspects de cette séduisante conception.

La théorie de la « *cœnestopathie dystonique* » de M. Guiraud a pu paraître à certains commentateurs s'apparenter à ces conceptions mécanistes. Cependant, pour l'auteur, l'écho de la pensée se présente beaucoup plus comme un phénomène de devinement de la pensée et d'effraction de la personnalité que comme un phénomène neutre. Voici d'ailleurs comment s'exprime M. Guiraud à ce sujet (1) :

« Ce qui a pu faire croire à la neutralité de ces phénomènes, « c'est l'écho de la pensée qui devance ou suit, sous forme de voix « extérieure, toutes les représentations idéo-verbales du sujet, « même les plus banales. Beaucoup de pensées sont reçues comme « personnelles mais, presque immédiatement, elles paraissent dif- « fusées, captées de l'extérieur. Il apparaît au malade que tout « le monde devine ce qu'il pense... Il s'agit là d'une impression de « viol de l'intimité de la pensée, impression qui, souvent, se

(1) Paul Guiraud: Les délires chroniques. *Encéphale,* 1925.

« prolonge et se projette sous forme d'écho extérieur. Ce sentiment « d'intrusion nous apparaît comme primitif, lié à l'inquiétude « éprouvée, comme exagéré...

« On comprend que, malgré son aspect intellectuel neutre, cet « écho résulte d'un phénomène cénesthéso-affectif pénible qui « cadre bien avec tous les autres que nous avons énumérés. »

On voit, par cette citation, que M. GUIRAUD concevant l'écho de la pensée comme la projection d'une impression pénible d'action extérieure, est très loin de CLÉRAMBAULT.

M. LÉVY-VALENSI décrit également l'écho de la pensée, dans son « Syndrôme de dépossession ». Il le fait entrer dans la classe des « *symptômes indirects* » du syndrôme. Il l'apparente à un certain nombre d'autres phénomènes (vol de la pensée, énonciation des actes, pensée divulguée, etc...) qu'il englobe sous le terme général de « *fuite de la pensée* ». Pour lui, le véritable écho de la pensée, c'est-à-dire, la répétition distincte de la pensée, est une rareté; la plupart du temps, il s'agit de commentaires de la pensée. Pour expliquer ce rare phénomène, nous pourrions, dit l'auteur, utiliser les centres verbaux de CHARCOT » qui, même s'ils n'existent pas anato-« miquement, ont néanmoins une apparence fonctionnelle ».

« Normalement, nous dit-il, nous pensons avec des centres mo-« teurs et auditifs verbaux : le langage intérieur est auditivo-« moteur. Une désagrégation peut parfaitement se faire entre les « images auditives et motrices exprimant une même idée, d'où écho, « et, dans ce cas, selon que le sujet sera plus moteur ou plus au-« ditif, l'une ou l'autre des images sera plus apparente et, de ce « fait, estompant l'autre, paraîtra la première en date. Quand ce « sera l'image motrice, le sujet ayant le sentiment de parler avant « de penser, il y aura pensée devancée : « *Ma pensée est saisie* « *avant que j'en ai pris connaissance.* »

« Le mécanisme du simple écho de la pensée peut être analogue, « le processus morbide ébranlant en même temps, pour une même « idée, des centres verbaux dissociés. »

« Pour l'écho de la lecture qui serait plus fréquent — note M. « LÉVY-VALENSI — il faut remarquer que l'attention est fixée et « que, le plus souvent, on lit ou écrit en articulant mentalement; « il est facile d'imaginer que le centre auditif verbal, par exemple, « fonctionnant en même temps, fera écho. »

*
**

### D. *Les conceptions noétiques de l'écho de la pensée*

A l'opposé de ces conceptions où l'hallucination et, par conséquent, l'écho, est représentée comme ayant une valeur esthésique propre, comme étant une « *sensation effective* », nous trouvons d'autres auteurs qui ont nié le côté sensoriel de l'hallucination pour y voir, surtout, un sentiment pathologique ou un processus purement intellectuel.

Paul Schröder (1) a eu le mérite de replacer, un des premiers, un phénomène comme l'écho de la pensée dans un contexte psychique. Même dans ses formes d'apparence les plus isolées, le fait du « *pré-parler* », du « *co-parler* » ou du « *post-parler* » s'intègre, d'après lui, dans un sentiment d'étrangeté de la pensée et du langage intérieur. C'est à des troubles de la conscience (*Bewusstseinstörung*) qu'il rattache ces phénomènes dont il dit qu'ils se rencontrent parfois, au début des psychoses, mais qu'ils sont moins fréquents que tous ces autres phénomènes satellites, sortes de déchets de la pensée qui constituent l'interprétation des lapsus, le commentaire des actes, l'intrusion dans la pensée. Nous sommes très loin, avec les analyses de Schröder, de l'interprétation mécaniste que certains ont jugé seule possible. Pour lui, le « *Gedankenlautwerden* » n'est pas un phénomène primitif, il est nécessairement secondaire à un trouble de la conscience ou à une pensée délirante. Il s'inspire lui-même d'une conception anti-mécaniste, celle de Jackson, pour montrer que celui « *qui hallucine* » (der Hallucinant) projette, à la faveur de ces troubles, les formes dégradées, contradictoires, hésitantes de son automatisme verbal.

C'est Pierre Janet qui, chez nous, a consacré, dans son œuvre immense, une longue étude à ces sentiments d'emprise parmi lesquels se trouve l'écho de la pensée. Etant donné l'importance, à notre avis capitale, de ce travail, nous y consacrerons le troisième chapitre de cette première partie.

---

(1) Das Halluzinieren, *Arch. für Psych.*, 1925, et Fremdenken, und Fremdhandeln, *Monatschrift f. Psych.*, 1926.

M. Blondel, dans son livre « *La conscience morbide* » et dans quelques articles (1), s'est fait défenseur d'une théorie intellectualiste de l'hallucination. Pour lui, l'hallucination n'est qu'une forme extrême de l'interprétation, et la sensorialité affirmée avec tant de véhémence par le malade n'est qu'une façade qui tient, grâce « à l'infirmité de nos moyens d'analyse psychologique ». Voici, au sujet de l'écho de la pensée, quelques-unes de ses remarques qui semblent devoir être fécondes (2) :

« Nous nous parlons à nous-mêmes notre pensée intérieure « pour ainsi dire, pour nous comprendre, et cette parole intérieure « reconstitue peut-être ici une sorte d'unité inintelligible entre la « pensée intérieure, la parole et, d'une manière plus générale, « toutes les expressions discursives, verbales ou écrites de la pen- « sée. Aussi, semble-t-il à la malade que l'on sait ce qu'elle pense, « dit ou écrit indifféremment, puisque ce sont trois expressions « d'une indistincte réalité... Les paroles qu'elle pourrait échanger « seraient révélatrices de pensées qu'elles n'exprimeraient pas : « comment l'expliquer, sinon par une indestructible communion « établie entre *pensée,* en général, et *parole,* en général ?

« Tout le monde entend ses pensées : elle en a honte vu leur « nature. On le lui a bien donné à comprendre, *en répétant ce « qu'elle pensait.* Tout à l'heure, elle disait qu'elle croyait penser « ce qu'elle entendait. Si elle peut ainsi indifféremment intervertir « l'ordre des termes, c'est donc qu'en fait, il n'y a pas, dans le « processus, de succession réelle, que c'est elle qui introduit un « ordre de succession et que, parole entendue et pensée intérieure, « reproduite ou provoquée, forment, pour sa conscience, un en- « semble où il n'y a pas de fait initial et de fait consécutif. Du « moment que parole et pensée ne font qu'un et que la parole « s'entend, il n'est pas possible que la pensée ne s'entende aussi « et ne tombe dans le domaine public. »

Nous avons donné intégralement cette analyse des rapports entre la pensée intérieure et la parole, pour montrer à quel point on a, ici, l'impression de se trouver au nœud même du problème de l'écho. Blondel a rejoint, ou précédé, à cet

---

(1) Blondel : Paranoïa et hallucinations (*Encéphale*, mai 1910). Journal belge de Neurologie et de Psychiatrie, 1929, t. II : A propos de quatre leçons de Blondel sur les Hallucinations, par Vermeylen.

(2) *La conscience morbide*, pages 31 et 32.

égard, les longues analyses des phénomènologistes allemands (1) sur les « *expériences vécues* » (Erlebnisse) de l'écho. Sa réductibilité à une illusion dépourvue de tout caractère sensoriel semble, après ce qu'ont dit BLONDEL et les phénomènologistes, extrêmement facile. Cependant, les auteurs dont nous avons dit précédemment l'opinion affirment le contraire.

Aussi, certains se sont demandés s'il n'y avait point là deux séries de faits. Ce fut, en particulier, l'œuvre de notre Maître Henri CLAUDE et de son école, de montrer qu'il fallait distinguer l'hallucination « *vraie* », que l'on voit au cours d'états de dissolution locale du système nerveux (intoxication, infection, etc...) des « *pseudo-hallucinations* » survenant dans le cadre d'une dissolution uniforme (2).

C'est ce point de vue que nous soutiendrons ici à propos de l'écho de la pensée.

En traçant cette esquisse générale des théories sur l'écho, nous avons été amené à citer les opinions divergentes d'un certain nombre d'auteurs. Il nous semble que, de cette vue d'ensemble, se dégagent deux tendances essentielles : pour les uns, partisans d'une théorie mécaniste, l'écho de la pensée est un phénomène physique ; pour les autres, au contraire, ce phénomène n'est qu'un sentiment pathologique.

Parmi les auteurs modernes, G. DE CLÉRAMBAULT et Pierre JANET semblent les représentants français les plus qualifiés de ces théories adverses. Nous allons donc, maintenant, examiner tour à tour leur conception en détail.

---

(1) Nous pouvons citer, à titre d'exemple, le gros travail de Carl SCHNEIDER. *Zeitschrift b. Neurologie*, 1932.

(2) Il y a, au sujet de la distinction entre hallucination vraie et pseudo-hallucination, de fréquents malentendus. Ce qui est hallucination vraie pour les uns est, souvent, pseudo-hallucination pour les autres. Peut-être y aurait-il avantage à bannir ces termes d'un problème déjà si embrouillé, en ne parlant que d'état d'hallucinose (phénomène psycho-sensoriel isolé) et d'activité hallucinatoire délirante. Ceci a été indiqué par Henri EY, dans son article sur : « *Les problèmes physiopathologiques de l'activité hallucinatoire* », paru dans l'*Evolution psychiatrique*, 1938.

# II. L'ÉCHO DE LA PENSÉE CONÇU COMME UN PHÉNOMÈNE PHYSIQUE

## *L'Automatisme Mental de CLERAMBAULT et la Séjonction de WERNICKE*

« Le prurit lié aux dermatoses peut
« provoquer l'idée de persécution.
« L'écho de la pensée est un phéno-
« mène d'origine nettement mécanique :
« toute idéologie restera impuissante à
« l'expliquer. »

G. DE CLÉRAMBAULT.
(*Pratique Médicale Française*,
mai 1925-juin 1926.)

Parmi les théories mécanistes que nous venons de passer rapidement en revue, c'est assurément celle développée par CLÉRAMBAULT, qui a eu le plus grand retentissement. Elle le doit, d'abord, à l'éminente personnalité de son auteur et, ensuite, à sa présentation anatomo-clinique qui a permis de croire que l'on pourrait désormais « *faire entrer les psychoses hallucinatoires dans la Neurologie* ». Hypothèse combien tentante à une heure où toutes les disciplines médicales essaient d'établir, par des examens anatomopathologiques approfondis, les bases de leurs entités nosographiques !

Nous allons, tout d'abord, donner une vue d'ensemble de la théorie de l'*Automatisme Mental ;* nous montrerons ensuite la place qu'y occupe l'écho de la pensée. Voici comment nous pouvons l'exposer, d'après DE CLÉRAMBAULT lui-même :

Le syndrôme S., ou syndrôme de passivité, ou encore d'Automatisme Mental, se compose de deux grandes séries de phénomènes : les uns sont tardifs et grossiers, ce sont les hallucinations auditives verbales (injures, conversation), les autres sont subtils et précoces, symptômes comme l'écho de la pensée (1).

Ce sont ces phénomènes subtils et précoces qui sont à la base même de la psychose.

Ils peuvent se présenter sous un aspect positif, neutre, ou négatif.

Les phénomènes positifs sont les Processus Verbaux Anidéiques, parmi lesquels certains sont continus (jeux verbaux parcellaires, non sens, mentisme), d'autres sont épisodiques (étrangeté des gens et des choses, fausses reconnaissances).

Les phénomènes Idéaux Verbaux Neutres, comprendraient des symptômes comme l'écho de la pensée (25).

Enfin, les phénomènes Négatifs seraient constitués par les arrêts de pensée, soit sous forme d'inhibition (phénomènes précis) ou de perplexité (phénomène diffus); amplifiés, ces phénomènes aboutiraient à la confusion ou à la démence.

Tous ces troubles apparaissent dans un état affectif neutre « *ou même légèrement euphorique* ». « Tout système d'idées, spécialement tout roman de persécution, en est absent. C'est le socle qui attend la statue... »

Ils relèvent d'une pathogénie nettement mécanique et ont une origine « *histologique* » : ce sont des séquelles de lésions infectieuses, toxiques, traumatiques ou sclérosantes, « séquelles les plus tardives, les plus subtiles et les plus systématiques de toutes les séquelles neurologiques ».

Si l'origine de ces processus est dûe à une irritation locale, leur extension est le résultat d'une *dérivation* irradiante, elle-même suite de l'irritation.

---

(1) Remarquons que, suivant le cas, l'écho de la pensée est placé par l'auteur tantôt dans le groupe des Phénomènes Idéaux Verbaux Neutres tantôt dans celui des Processus Verbaux Anidéiques de caractère positif.

Pour expliquer cette dérivation, l'auteur se sert d'une image:

« Toutes choses se passent comme si des fuites de courant exal-« taient les éléments inférieurs de la sphère mentale au détriment « du courant principal chargé d'alimenter les données supé-« rieures. »

Ce renforcement produit par la dérivation est « *inégal et sélectif* ». « La sélection a lieu en raison inverse de la valeur des éléments « dans la hiérarchie, soit biologique, soit psychologique, soit stric-« tement intellectuelle... La dérivation nous apparaîtra comme « principalement descendante. »

Tous ces phénomènes mécaniques, d'irritation et de dérivation, aboutissent à la constitution d'une « *personnalité seconde* » qui « se résume en des habitudes de conduction » : « Tout un système « d'associations se constitue par .dérivation et s'accroît par « dérivation. Il constitue un lot d'idées et de tendances suscep-« tibles d'alterner en bloc avec la Personnalité Prime, de la com-« battre et de la diriger. La Personnalité Seconde, commence à « l'écho de la pensée et au non sens; elle s'achève par les Halluci-« nations Organisées. » Enfin, il se produit des échanges entre les deux personnalités; la Personnalité Seconde fournit à la Première des renseignements sur l'inconscient viscéral, le préconscient intellectuel ou affectif, sous la forme hallucinatoire (énonciations, commentaire, etc...)

Sur ces données, « la Personnalité Prime exerce sa sagacité; « elle continue et perfectionne la systématisation. »

Si nous ajoutons à ce que nous venons d'exposer que, pour DE CLÉRAMBAULT, « les causes de la dérivation peuvent être « cherchées *dans les troubles de la chronaxie* », nous aurons, croyons-nous, une vue suffisamment complète de la doctrine de l'Automatisme Mental qui insiste sur :

1° L'importance des phénomènes basaux « *nucléaires* » dans la génèse des manifestations hallucinatoires ;

2° L'origine histologique de ces processus idéo-verbaux;

3° La formation, par des phénomènes mécaniques, d'irritation et de dérivation, d'une Personnalité Seconde qui, juxtaposée à la personnalité primitive, lui fournit les éléments du délire.

Ce dernier point, plus particulièrement, semble faire de la théorie de CLÉRAMBAULT une héritière de la théorie de la Séjonction de WERNICKE dont l'exposé nous semble devoir être fait ici :

La séjonction est définie par WERNICKE, comme « *une rupture des liens associatifs* ». Elle a pour conséquence la dissociation de la personnalité et « la coexistence de termes incompatibles entre eux pour un esprit normal. Une personne aura, par exemple, une représentation exacte de son entourage, tout en se croyant exposée aux menaces les plus fantastiques » (1). Ceci revient à concevoir, par le mécanisme de la Séjonction, la formation d'une personnalité seconde se juxtaposant à la personnalité primitive.

D'autre part, WERNICKE considère que « les points de l'écorce « qui supportent les images de mémoire, sont le siège d'un courant « d'énergie s'écoulant d'une manière continue. La séjonction venant à rendre impraticables les voies qui permettent cet écoulement, il y aura accumulation locale d'énergie qui se manifestera « par *un phénomène d'excitation*. Que la séjonction touche les « voies qui relient les centres de projection sensoriels aux centres « de perception, et l'on aura des hallucinations. Elles résulteront « d'une excitation du centre perceptif et apparaîtront à la conscience du malade comme étrangères à lui-même, intruses, et « douées de qualités sensorielles plus ou moins marquées... La « nature de l'hallucination sera déterminée par le centre sensoriel « (visuel, auditif, olfactif, etc...) touché. Il ne pourra être jugé du « siège de la séjonction, d'après la nature de l'hallucination, cette « dernière ne résultant que de l'irradiation d'une excitation pathologique à partir du point de la séjonction, vers le point qui donne « naissance à l'hallucination, laquelle n'est donc qu'un effet à « distance de la séjonction. »

Nous retrouvons là deux idées essentielles, exprimées dans la théorie de l'Automatisme Mental :

1° Une excitation des centres sensoriels est nécessaire à la production des hallucinations. Cette excitation a des effets à distance « par irradiation », dit WERNICKE, ce qui nous rapproche de la « dérivation » de CLÉRAMBAULT.

2° Les hallucinations apparaissent à la conscience du malade comme « étrangères à lui-même », comme « intruses ».

G. DE CLÉRAMBAULT disait de même :

« Les sensations hallucinatoires apparaissent dans le plus grand nombre de cas comme étranges et comme étrangères... insolites, ineffables et indicibles, d'apparence toute artificielle. »

(1) BURCKARD. Thèse Strasbourg, 1931.

### Place et description de l'écho de la pensée dans la théorie de l'Automatisme Mental

Nous avons vu que G. de Clérambault fait entrer l'écho de la pensée, tantôt parmi les Phénomènes Idéaux Verbaux Neutres, tantôt parmi les processus positifs. Son mécanisme de production, nous dit-il, ne peut être qu'une forme de la Dérivation.

« Au point de vue purement descriptif, ajoute-t-il, l'Echo de « la Pensée pourrait être regardé comme résultat de la bifurcation « d'un courant qui aboutirait à deux expressions séparées d'une « même idée. Cette métaphore pourrait bien être calquée sur une « réalité. Rien d'étonnant à ce que deux circuits proches et équi- « valents fournissent, sous une même impulsion, un même rende- « ment. Si les suppléances de zone à zone sont nombreuses, à « fortiori les suppléances dans une même zone, et ces suppléances « s'offrent d'elles-mêmes comme voie de dérivation. Il y aurait « dérivation d'influx dans l'écho comme dans tous les autres phé- « nomènes d'exaltation des accessoires de la pensée; mais là, le « point de départ et le parcours seraient sur un cercle naturel...»

Pour G. de Clérambault, la sensation perçue ne fait pas plus de doute que l'origine mécanique de cette sensation : « Nous avons comparé la double perception de la pensée à la sensation redoublée du contact ou de la piqure », écrit-il.

L'auteur fait ensuite remarquer, avec une très juste précision clinique que les Echos peuvent se présenter « comme « anticipants, simultanés ou retardés ». Pour lui, l'écho anticipé n'est qu'un « acte de synthèse verbale s'opérant sur des « données intellectuelles préconscientes », et, en ce sens, on peut le rapprocher de ces « prémonitions hallucinatoires ver- « bales des sensations » qui font dire au malade des phrases comme celles-ci : « Ils savent avant moi que je vais avoir le « mal de mer et ils le disent, etc... ».

Le problème de l'écho de la pensée dans les états hypnagogiques, pour lequel nous fournirons une observation caractéristique, a été effleuré par Clérambault à propos de ces sensations cœnesthésiques profondes qui viennent affleurer à la conscience sous forme « d'écho ». « Un fait cœnesthésique « réel, ignoré de nous à l'état de veille, se manifeste directe- « ment et clairement à notre conscience, dans le demi-

« sommeil, sans accompagnement verbal ni transformation « idéique ». Cependant, l'auteur ne va pas jusqu'au bout des conséquences de ce fait et indique simplement que « par « là, se trouverait peut-être facilitée l'entrée des données infé- « rieures dans la conscience ».

Il note, ailleurs, que l'écho de la pensée est rare dans les phénomènes qu'il appelle hallucinosiques (1). Une raison « psychologique » est fournie pour expliquer cette carence : le sujet non préoccupé « présenterait peu d'autoscopie et serait « exempt d'écho comme il est exempt d'injure et de persé- « cution » ; mais, cette façon de voir ne satisfait pas l'auteur qui, aussitôt veut voir, là encore, une cause « histo-chimique « qui consiste en des qualités toutes spéciales de l'irritation et de l'influx, ces deux ordres de qualité comportant d'avance dés frayages préférentiels (2).

Nous ne saurions mieux faire, croyons-nous, pour résumer ces divers points de vue de CLÉRAMBAULT sur l'écho de la pensée, que d'emprunter à l'auteur lui-même ce bref sommaire qu'il a donné dans son intervention au Congrès de Blois (3) :

« Le redoublement qui constitue l'écho ne peut être que de « cause mécanique, en effet :

« 1° L'écho n'est pas un phénomène d'usure; c'est un phéno- « mène brusque et souvent initial;

« 2° L'écho ne procède ni d'une dysesthésie, ni d'une idée; il « apparaît souvent en terrain neutre ou euphorique. Il n'a pas, au « début, de caractère persécutif; il n'est pas un mode de persécu- « tion qui puisse imaginer la méfiance;

(1) Soulignons que les classiques et G. DE CLÉRAMBAULT emploient le terme d'hallucinose non pas pour désigner des troubles psycho-sensoriels isolés, mais des délires à forme presque exclusivement hallucinatoire.

(2) On voit, d'après ce passage, que G. DE CLÉRAMBAULT, après avoir condamné toute « idéologie » de l'écho de la pensée, paraît — sous le couvert d'explications pseudo-physiologiques — se complaire dans une « idéologie » ou, plus exactement, un « verbalisme » que rend seul supportable son style prestigieux.
Il est intéressant de noter, à propos du phénomène de l'écho de la pensée, que ne s'affrontent pas, seulement, deux théories opposées, mais deux manières d'appréhender les faits psychopathiques. Les mécanistes se targuent volontiers d'une sorte de monopole de la clarté, oubliant que leur fausse clarté est faite, surtout, d'un simple jeu d'abstractions. Attitude qui contraste avec celle d'esprits réputés confus, parce qu'ils tentent de s'adapter à la difficile et complexe réalité.

(3) *Congrès des Aaliénistes*. Blois, 1927, page 178.

« 3° L'étrangeté cœnesthésique, outre qu'elle est d'ordinaire « absente, n'expliquerait qu'un refus en bloc de sensations, elle « n'expliquerait pas le refus d'une idée isolée et non pervertie « (écho);

« 4° La dépersonnalisation ne saurait expliquer, ni le refus « d'une idée, ni, surtout, son redoublement (écho). D'ailleurs, dé- « personnalisation et syndrôme S, tout en pouvant co-exister « dans quelque mesure, tendent à s'exclure réciproquement.

« 5° On ne saurait dire que l'étrangeté explique la non assimi- « lation puisque, dans l'écho, idée acceptée et idée rejetée ne sont « qu'une seule et même idée. L'idée rejetée se trouve seulement dé- « complétée de quelque chose, le sentiment gradué de la pensée « en marche.

« 6° Pour les deux raisons de non assimilation et de redouble- « ment, l'écho ne peut s'expliquer par simple hyperendophasie. »

A côté de ce point de vue, terme ultime de la théorie mécaniste, il y aurait lieu de développer l'opinion émise par G. de Morsier (de Genève). Dans son rapport au Congrès d'oto-neuro-ophtalmologie (1), rapport dédié à la mémoire de Clérambault, l'auteur nous indique que l'étude des hallucinations peut et doit être abordée « uniquement par les « méthodes habituelles de la neurologie, de l'ophtalmologie « et de l'oto-rhinologie ». Tout au long, en effet, de cette savante étude, ce psychiatre se tient éloigné de tout point de vue qui ne soit strictement conforme à l'interprétation mécaniste et à l'hypothèse localisatrice (2). A propos de l'écho de la pensée, il donne comme seule valable, une explication psycho-motrice antérieurement développée par F. Morel (de Genève). Nous consacrerons à l'exposé de cette théorie et à sa discussion, un chapitre spécial, quand nous aurons passé en revue les faits d'observation.

(1) *Revue d'Oto-neuro-ophtalmologie*, avril 1938, page 244.

(2) C'est ainsi, par exemple, que G. de Morsier ne retient aucun des travaux de M. Claude et de son école. Cette scotomisation systématique, si elle donne plus de rigueur apparente à son travail, semble lui avoir interdit de voir que le fait hallucinatoire peut se présenter sous deux formes: l'hallucinose et les troubles psycho-sensoriels des délirants. Claude et Ey ont démontré: 1° que ces deux séries de faits n'étaient pas réductibles l'une à l'autre, 2° que dans tout trouble hallucinatoire, pour si « neurologique qu'il puisse paraître », il y avait toujours une composante psychique que de Morsier élimine complètement de son travail mécaniste, à un tel point que, pour lui, l'hallucination « n'est plus réservée aux psychiatres, mais appartient surtout aux physiologistes ». On ne peut mieux vider un problème de son sens!

# III. L'ÉCHO DE LA PENSÉE CONÇU COMME UN SENTIMENT PATHOLOGIQUE

« ...L'essentiel (dans l'écho) est tou-
« jours le sentiment que la répétition
« ne vient pas du sujet lui-même, mais
« qu'elle est imposée par un autre, le
« plus souvent avec une intention
« mauvaise de tourmenter, de ridicu-
« liser. »

Pierre JANET.
(*Journal de Psychologie*, 1932, p. 188.)

Dans une suite d'articles parus en 1932 (1), Pierre JANET a étudié les « sentiments dans le délire de persécution », afin de rechercher quelles sont les causes profondes qui entraînent la conviction absolue des malades dans la réalité extérieure de leurs troubles psycho-sensoriels (2).

P. JANET commence son étude par une critique de la notion de cœnestopathie initiale, à laquelle il reproche son côté « vague et inaccessible à toute vérification », et ou il ne voit « qu'une variante des fameuses explications par le reflet, si « à la mode en philosophie ».

---

(1) Pierre JANET : L'hallucination dans le délire de persécution. Les croyances de l'halluciné. *Revue philosophique*, 1932. — Les sentiments dans le délire de persécution. *Journal de Psychologie*, 1932, pages 161 à 240 et de 401 à 460.

(2) En dernière analyse, en effet, le problème des troubles psycho-sensoriels chez les délirants semble se réduire à la question de la croyance de l'halluciné. C'est en ce sens que la définition d'ESQUIROL, que nous avons donnée au début de cette étude, nous a semblée infiniment plus féconde que celles fournies par la suite, qui n'ont eu en vue que l'aspect « *sensoriel* » du problème.

Aussi, voulant être « moins ambitieux et plus pratique », va-t-il s'attacher aux « sentiments » qui, « entendus comme « des régulations de l'action, sont intermédiaires entre les « actes élémentaires et les croyances. »

Ces sentiments sont de deux sortes : les uns, dits sentiments communs, sont d'une grande banalité et peuvent exister chez les malades comme chez les normaux; les autres, appelés sentiments d'emprise, sont « spécifiques des persécutés ».

Ces sentiments d'emprise se trouvent à la racine de tous les sentiments d'imposition, de privation, de vol et de pénétration, avec devinement et écho de la pensée. Nous retrouvons, dans cette description, une analogie avec le Syndrôme d'action extérieure de CLAUDE ou le Syndrôme de dépossession de LÉVY-VALENSI.

Pourquoi le malade rapporte-t-il à l'action extérieure d'un tiers les phénomènes dont il est l'objet ? C'est sur ce point, dans ce que Pierre JANET appelle « l'objectivation intentionnelle », que réside le véritable problème. Ce fait fondamental est présenté par les différents auteurs, tantôt comme une conséquence de la dissociation de la personnalité (REVAULT D'ALLONES, CEILLIER), tantôt comme un aspect du refoulement freudien (LAUTIER, M. DE SAUSSURE). Ce sont là des explications insuffisantes pour l'auteur. Aussi, est-il amené à chercher une solution du problème dans « les conduites sociales » du sujet, ce qui constitue, incontestablement, la partie la plus profondément originale de sa théorie.

« Toutes nos conduites, — nous dit Pierre JANET — compor- « tent une « *action double* » — « Plaindre et être plaint sont « liés ensemble comme parler et être parlé, comme commander « et obéir ». Tous nos actes comportent ainsi un double aspect : celui d'agir et d'être agi, et une double fonction : celle de l'agent et du sujet. « On ne peut pas suivre quelqu'un sans « l'idée qu'il fait l'acte d'être suivi ». C'est là ce que traduit la formule : « Tous les actes sociaux contiennent toujours « une combinaison de l'acte que fait le sujet et de l'acte que « fait le socius ».

C'est cette connaissance de l'union perpétuelle de deux composantes dans la personnalité, qui va permettre, maintenant, de résoudre le problème de « *l'objectivation intentionnelle* » dans les sentiments d'emprise. Que se passe-t-il dans ces états pathologiques ? Le malade prête aux autres l'intention : « Il « attribue le terme subjectif à une intention objective », de telle sorte que « le parler » et « l'être parlé » forment un ensemble tel, que parler devient alors écouter ; de même que « cacher » devient « montrer ». Ceci explique la génèse du « sentiment d'hallucination ».

Prenons, par exemple, le banal cas du persécuté qui dit entendre des injures : Par quel processus est-il arrivé à ce stade ? Ce malade, très ambitieux, essaye, plus ou moins consciemment, des « actes de valorisation sociale » qui lui permettront d'acquérir l'estime et l'admiration de son entourage. Mais, cet ambitieux est un faible dans les actes sociaux, et ses efforts de « valorisation » ne le conduisent qu'à des échecs psychologiques, à propos desquels il éprouve des sentiments d'angoisse. Ces sentiments d'angoisse se traduisent, chez lui, par des sentiments d'humiliation dont il se représentera les formulations injurieuses. Cette représentation des injures aura, nécessairement, le double aspect du langage : injurier et être injurié. Par le mécanisme de l'objectivation, il ne conservera pas le rôle actif dans ce langage et, ainsi, l'injure prend l'aspect de « l'être parlé »; elle devient une injure que l'on reçoit d'un autre : l'hallucination est créée ; « le malade éprouve le sentiment « d'avoir été injurié et il a le sentiment de l'hallucination ».

Comment, dans le cadre de sa théorie, Pierre Janet envisage-t-il le sentiment de l'écho de la pensée ?

Le problème comporte deux aspects : d'une part, la répétition d'un acte et d'une pensée, d'autre part, le caractère extérieur et hostile de cette répétition.

Le premier phénomène : la répétition isolée, sans caractère affectif, s'explique facilement. Il entre dans le groupe des faits normaux ou pathologiques bien connus, qui sont les répétitions d'actes et de paroles. Beaucoup de « conduites sociales » se présentent sous cet aspect : le commandement, par exemple, est essentiellement une énonciation de l'acte ordonné. En pathologie, la palilalie et l'échopalilalie des parkinsoniens réalisent cette répétition indéfinie de la même phrase ou de la même question. De même, au cours de certains états psychasthéniques, on assiste ainsi à des « manies de répétition » par excès de scrupule et de précision. L'écho du persécuté ne puiserait-il pas son origine dans des actes de ce type et les manies de précision ne seraient-elles pas, au fond, des sentiments de l'écho de la pensée, « de même que les « sentiments du vide sont, au fond, des sentiments d'em- « prise » ?

Mais cette hypothèse ne peut pas, seule, être satisfaisante, car si elle explique la répétition, elle ne nous fournit aucun renseignement sur ce caractère objectif et odieux « qui est le « vrai problème de l'écho de la pensée ». Ici, nous dit Pierre JANET, en faisant allusion à la théorie de CLÉRAMBAULT, « Il est « inutile de parler d'un courant nerveux bifurqué », il faut chercher ailleurs une réponse valable !

L'auteur semble devoir la trouver dans le passage des « manies de répétition » au sentiment de répétition, c'est-à-dire à l'écho. Des exemples de ce passage sont rares; il en donne une belle observation qui semble caractéristique :

C'est un psychasthénique « *en instance de délire de persécution* » qui, en rangeant soigneusement les ouvrages de sa bibliothèque, répète toujours la même phrase « *je range mon Shakes-* « *peare parce que j'y tiens* ». Un jour, l'observateur s'est légèrement moqué de cette manie, et, quelque temps après, alors que le malade accomplissait le même acte rituel, il s'est écrié: « Les misérables osent se moquer de moi ! Ils répètent : Il range son Shakespeare parce qu'il y tient. Ah ! si je les voyais, il y aurait du sang ! »

« Sous mes yeux, — ajoute Pierre JANET, — la manie de « répétition avec satisfaction était devenue sentiment d'écho « avec angoisse ! ». Comment expliquer cette transformation ? A la suite de la légère critique, la répétition rituelle de la formule « a changé de caractère »; elle est devenue un acte moins « élémentaire », plus réfléchi et plus « difficile » ; elle a été également l'objet « d'essais d'inhibition », étant donné que son caractère ridicule avait été remarqué. Tout cela a enlevé à la répétition son « caractère agréable » qui a été remplacé par un « sentiment mélancolique d'angoisse ».

Et c'est à partir de ce sentiment « que la répétition qui « arrive tout de même — au moins sous forme de représen- « tation — prend un aspect odieux, un aspect d'échec et de « défaite imposé par des ennemis ».

Si l'on compare cette analyse à celle que nous avons donnée plus haut, pour montrer la naissance du « sentiment d'hallucination », on verra comment la conception de l'écho de la pensée développée par Pierre JANET, entre dans le cadre général de sa théorie. Au risque d'enlever à la pensée de l'auteur toutes les nuances qui en font l'attrait profond, nous voudrions essayer de systématiser davantage ce point de vue.

Envisageons à nouveau, successivement, les deux aspects du problème de l'écho :

1° La répétition de la pensée, fait banal même chez les sujets normaux, paraît n'être qu'une conséquence de l'action double des conduites sociales. A la faveur d'une baisse plus ou moins grande de la tension psychologique, on voit apparaître des manies de répétition qui peuvent conduire au sentiment de répétition, si la force psychologique baisse encore. Inversement, grâce à une augmentation de cette force, nous pouvons voir les phénomènes se passer dans l'ordre inverse, c'est-à-dire : suppression de l'écho d'abord, puis, si l'élévation de la tension psychologique se poursuit, disparition de la manie de répétition elle-même ;

2° Cette répétition de la pensée n'est qu'une partie du problème. Il reste à expliquer le caractère objectif et odieux de l'écho. Ici, va entrer en fonction le mécanisme de l'objectivation intentionnelle qui va jouer de la même manière que pour l'hallucination (se reporter à ce que nous avons dit plus haut: « injurier et être injurié »). Si, à la suite d'un incident, comme dans l'observation citée, la manie de répétition se déroule avec un sentiment d'angoisse, le malade se représente cette répétition sous un aspect pénible et, aussitôt, grâce à l'action objectivante de l'angoisse, le malade s'oriente vers l'aspect passif de l'action de répétition (comme tout à l'heure il s'orientait vers « l'être injurié »). En somme, il ne répète plus, mais « il est répété ». Autrement dit, il croit qu'on répéte.

Voici comment nous croyons pouvoir faire entrer les différents aspects de l'écho de la pensée décrits par Pierre Janet dans l'ensemble de sa théorie sur les hallucinations chez les délirants. Nous ne saurions trop répéter qu'en essayant cette systématisation, nous sommes allés, peut-être, au-delà de la pensée de l'auteur lui-même, et qu'ainsi, nous avons peut-être outrepassé, en même temps que nos droits, la règle que nous nous étions imposée, dans cette première partie, consacrée à l'examen objectif des théories.

*DEUXIÈME PARTIE*

# L'OBSERVATION DES FAITS

---

## I. LES CONDITIONS D'OBSERVATION CLINIQUE ET LA SÉMIOLOGIE DE L'ÉCHO DE LA PENSÉE

Avant d'en venir aux faits que nous nous proposons d'exposer aussi longuement qu'il nous paraîtra nécessaire, il nous semble qu'il convient de montrer dans quelles conditions et dans quel esprit nous avons mené nos investigations. Cette partie, purement méthodologique, est indispensable, si l'on veut comprendre, avec nous, dans quel sens ont été conduits les examens de malades et l'interprétation des faits retrouvés, épars, dans la littérature.

Notre intention, en écrivant ce chapitre, est d'éviter au lecteur des difficultés auxquelles nous nous sommes heurtés nous-mêmes en compulsant différents mémoires. En général, en effet, on assiste, de la part de l'observateur, à une double attitude également dangereuse à notre avis : tantôt il se contente d'enregistrer passivement les déclarations du malade et de transposer ensuite, en langage scientifique, ces images ; tantôt on ne nous donne, du malade, qu'une vue très parcellaire : on lui a extirpé, en le « torpillant » de questions, un certain nombre de réponses qui paraissent étayer la thèse soutenue, mais on oublie de nous montrer ce qu'il y avait autour ou au-dessous de cet interrogatoire.

Ces deux façons de procéder, faussent complètement un examen, aussi délicat que celui d'un malade « halluciné ».

L'attitude purement passive ne permet pas de replacer le malade dans les conditions mêmes où se sont produits les premiers troubles. Elle évite toutes les questions qui ont pour but de creuser en profondeur le symptôme étudié.

Ce type d'interrogatoire est cependant moins dangereux que celui qui consiste à « étouffer » le malade sous le nombre des questions et à lui suggérer, ainsi, des réponses que l'on se hâtera d'interpréter. Par ce procédé, on nous montre, sans doute, certains aspects du psychisme du sujet mais, en négligeant tout le contexte délirant, on risque d'arriver a de graves erreurs d'interprétation.

Nous pensons même qu'en agissant ainsi, on *crée* de véritables « échos de la pensée », par le simple interrogatoire. Nous n'en voulons, comme exemple, que cette réponse faite par une malade à un interrogateur pressé qui lui demandait, sur un ton péremptoire : « Alors, est-ce qu'on répète votre « pensée ? ». — « Ah ! Vous croyez ? Après tout, c'est bien « possible ! Ils doivent le faire ! ». Supposons un instant que cette phrase révélatrice, prononcée à voix haute, n'ait été que pensée par notre malade, elle aurait répondu « oui », comme elle le fit par la suite. Et voilà ainsi un écho créé de toutes pièces par l'observateur lui-même !

Parfois, un interrogatoire trop prolongé, quoique prudent, pourra faire surgir l'écho : c'est ce que semble avoir vu Pierre JANET, lorsqu'il dit (1) : « La première réponse du « malade, faite à l'étourdie est correcte, puis, après un certain « temps, survient le doute, l'obsession ou l'écho. Des malades déjà délirants peuvent faire un grand nombre d'actions « successives, répondre vivement à des questions sans avoir « d'échos, puis, après un moment de calme, il y a un écho... »

Il est une autre erreur plus difficile à préciser, dont nous devons également nous méfier. Elle consiste à transposer directement les expressions verbales de l'aliéné dans notre propre langue : Le malade nous transmet ses impressions sous une

(1) P. JANET. Loc. cit., page 442.

forme souvent obscure et ambiguë, qu'il appartient à l'observateur de traduire en langage clair et compréhensible. C'est dans cette traduction que réside une *double difficulté* :

1° Le malade continue à parler, à propos de phénomènes nouveaux, un langage fait pour interpréter des sensations ou des sentiments nouveaux. D'où première nécessité : rectifier ce que nous donne spontanément le malade. Pour cela il ne faudra pas se contenter des dires du sujet mais, au contraire, pénétrer dans l'intimité des troubles, avec le maximum d'objectivité. On devra, comme le dit BLONDEL (1), « s'avancer à « travers les manifestations morbides, par ordre d'objectivité « décroissante et, pour ainsi dire, du dehors au dedans » ;

2° L'observateur, après avoir procédé à la critique du langage du malade, devra exercer, par rapport à lui-même, la même opération car, comme le dit encore BLONDEL : « Nous « ne pouvons opérer de reconstitution qu'à l'aide de notre « propre pensée et en supposant, derrière les mots que nous « entendons, quelque chose qui, peu ou prou, lui ressemble ». C'est ainsi que, lorsqu'un malade nous dit « on répète ma pensée », le premier mouvement de notre esprit est de reconstituer cet événement par rapport à nous, et de croire que le malade « entend » (au sens esthésique du terme), sa pensée répétée à voix plus ou moins haute, à partir d'un point de l'espace. Devant les déclarations formelles du malade, nous songeons à un « écho ». C'est là, certainement, le phénomène le plus proche de notre expérience personnelle; de là à l'attribuer aux « sensations » du sujet, il n'y a qu'un pas... que certains franchissent peut-être avec trop de facilité. En réalité, ainsi que l'a écrit BLONDEL : « L'ère des dangers et des « incertitudes commence dès que nous intervenons, dès que « nous interprétons et traduisons, en pensée saine, la pensée « morbide ».

Ce point de vue a été également très bien mis en lumière par Pierre JANET, dans les articles que nous avons longuement analysés : « Sans doute la description de ces sentiments (les

---

(1) Ch. BLONDEL : Loc. cit., page 147.

« sentiments d'emprise) est difficile, car nous sommes forcés « de les préciser outre mesure par le langage dont nous ne « pouvons pas nous dispenser. Mais nous devons toujours « nous souvenir que cette intellectualisation tient à notre « description, qu'elle est loin d'exister aussi nette dans l'esprit « des malades ».

MOURGUE a également pu écrire : « Rien n'est plus trompeur « que le langage ! » et citer à ce sujet une phrase tout à fait caractéristique d'un linguiste éminent, M. SECHEHAYE : « La « langue n'exprime pas la pensée du sujet parlant car elle « contient une quantité de choses traditionnelles et mortes « qui ne répondent à aucun besoin actuel de la pensée, mais « qui reflètent seulement des habitudes prises dans le « passé » (1).

Dans cette critique de la traduction par le langage de la pensée morbide, nous devons également nous demander le sens de l'expression *écho de la pensée,* ou plus exactement, ce qu'on doit entendre par la formule *répéter la pensée;* nous allons essayer de définir les différentes significations de ce terme. Ce n'est point là un travail purement formel, la lecture des observations en prouvera — nous le pensons — toute l'utilité.

Que veut donc dire : « On répète ma pensée ? ».

1° « *Quand je pense une chose, je l'entends répéter textuel-* « *lement une ou plusieurs fois.* » Rappelons que, pour certains auteurs, LÉVY-VALENSI en particulier, c'est là le seul sens possible du mot *écho.* Disons tout de suite que, très souvent, la répétition n'existe pas : il s'agit beaucoup plus d'une co-pensée ou d'une co-lecture. *C'est le phénomène du dédoublement de la pensée ;*

2° « *Ma pensée retentit d'une manière sonore* » : c'est le phénomène de la *sonorisation de la pensée* qui, déjà, se trouve impliqué dans toute pensée normale mais que l'on verra prendre une importance de premier plan dans certains états hallucinosiques qui seront décrits ultérieurement;

(1) A. SECHEHAYE : Les mirages linguistiques. *J. de Psychologie,* juin 1930, p. 357.

3° « *Quand je pense, j'ai l'impression que c'est diffusé cinquante fois, sans que je l'entende à nouveau.* »

C'est ce que nous avons vu dans l'observation citée par SÉGLAS et que nous avons reproduite. C'est la *diffusion* plus ou moins sonore et multipliée de la pensée ;

4° « *Quand je pense, ma pensée est prise et me revient* ».

Un malade de SÉGLAS disait : « ...c'est ma pensée à moi que j'entends ainsi. C'est un réflecteur de ma pensée » (1). La malade de l'observation I, dira, de même : « On répétait tout, « c'était comme si ma pensée me revenait sur moi-même ». C'est *la réflexion de la pensée;*

5° « *Quand je pense, on connaît ma pensée et on y répond* ». C'est là une forme du *devinement de la pensée* sur lequel a insisté M. HEUYER (2), et qui peut prendre la forme d'un écho. Ajoutons d'ailleurs que tout écho de la pensée, chez les délirants, implique un sentiment de devinement de la pensée. C'est *la réponse à la pensée devinée.*

6° « *Quand je pense, on répète aux autres ma pensée* ». C'est *la divulgation de la pensée* où le malade a l'impression fondamentale que sa pensée est connue de tous et que « l'on « fait des rapports » sur lui. Parfois, c'est au cours de conversations hallucinatoires que la pensée sera « répétée » par l'un des interlocuteurs ;

7° « *Quand je pense, quand je lis, on commente ma pensée, ma lecture* ». C'est la seule forme qui a toujours été distinguée de l'écho par les auteurs. Sous le nom de « Commentaires de la pensée, de la lecture », CLÉRAMBAULT attachait aux deux phénomènes une valeur symptomatique différente; c'est ainsi, disait-il, que dans l'alcoolisme subaigü, on trouvait « bien « moins d'échos que de commentaires, moins de commentai- « res que de railleries »;

8° « *On énonce tout ce que je fais sous la forme du « je » et non du « il », comme dans le commentaire des actes* ».

(1) SÉGLAS et BARRAT : Evolution des Hallucinations. *J. de Psychologie*, 1911, p. 277.
(2) G. HEUYER : Le devinement de la pensée. *A.M.P.*, 1926, p. 337.

P. JANET voit précisément dans des « manies » de répétition d'actes, chez des psychasthéniques, une ébauche du sentiment d'écho (v. infra). C'est la *formulation redoublée des actes ;*

9° Ajoutons enfin que l'hallucination elle-même peut faire « écho » sous la forme d'*une répétition des paroles hallucinatoires*. On peut dire ici qu'il s'agit encore d'un écho de la pensée car, bien que le malade ne les reconnaisse pas pour telles, ces phrases « entendues » proviennent de sa pensée. Disons à ce sujet que RÉGIS a appelé hallucination-écho, la répétition hallucinatoire de phrases prononcées par les malades (SÉGLAS disait : écholalie hallucinatoire). C'est l'*écho de l'hallucination.*

Nous voudrions, pour terminer ces quelques remarques et observations, résumer quelques-uns des principes qui nous ont guidé dans cette étude :

*a*) Répéter les questions inductrices, mais non suggestives, telles que : « Est-ce que votre pensée est comme avant ? » « Comment sentez-vous votre pensée dans votre tête ? », etc...

*b*) Se méfier des justifications hallucinatoires telles que : « Je l'entends ». Il ne suffit pas qu'un malade affirme la réalité d'un son entendu pour que nous adhérions à cette affirmation. Le rôle de l'observateur consiste à comprendre ce que signifie « entendre », à pénétrer dans ce qu'il vit. Toute autre attitude se borne à doubler le délire du malade !

*c*) Ne pas être dupe de la formule « on répète ma pensée ». Nous avons montré les nombreux sens qu'elle pouvait représenter.

*d*) Rechercher les impressions fondamentales — ce qui a été vécu par le sujet — ses « erlebnisse ».

*e*) Vérifier dans quelle mesure l'écho de la pensée est un phénomène isolé. Recherchter les autres troubles qui l'accompagnent (troubles des fonctions perceptives, troubles des fonctions psychiques, symptômes négatifs, confusion, etc...).

*f*) Noter les phases évolutives des délires où se rencontre le phénomène qu'il faut étudier dans son développement dans le temps, car il ne s'agit pas plus d'un phénomène statique que d'un phénomène toujours univoque.

# II. LES FORMES SONORES DE L'ÉCHO DE LA PENSÉE DANS LES ÉTATS D'HALLUCINOSE

Dans ce chapitre, nous aurons en vue les faits où l'écho de la pensée se présente avec un caractère esthésique maximum, c'est-à-dire les états au cours desquels le malade a l'illusion d'entendre sa pensée résonner dans sa tête à la façon d'un écho. Les manifestations de ce type sont rares (1), ainsi que l'ont indiqué les différents auteurs : Clérambault, Lévy-Valensi; on les voit surtout au cours des états d'hallucinose et, également, dans certains délires oniriques où les troubles négatifs (confusion) sont généralement prédominants.

Nous commencerons par montrer que toute pensée normale implique une composante sonore. Nous passerons ensuite à l'étude des divers états hallucinosiques. Disons tout de suite que nous entendons par ce terme : « Un groupe de cas qui « relèvent d'un trouble perceptif partiel ou total, mais très « bref, de telle sorte qu'ils sont intégrés à des troubles essen- « tiellement neurologiques et restent sans retentissement sur la vie psychique (2). *Ce sont, le plus souvent, des dissolutions profondes mais partielles des fonctions perceptives.* Au cours de ces manifestations hallucinosiques ainsi définies, nous trouverons, grossies et exagérées, les implications sonores de la pensée normale, et ceci, à la faveur des troubles organiques et presque toujours neurologiques qui sont à l'origine de ces états. Il y aurait lieu également d'étudier le retentissement sonore de la pensée au cours d'états de structure confuse onirique à rapprocher des états d'hallucinose en raison

---

(1) Ainsi, présenterons-nous peu d'observations personnelles. Pour compenser, nous avons cru bon de reprendre quelques observations éparses dans la littérature. Certaines ne feront que l'objet de citations; d'autres, au contraire, nous ont paru devoir être transcrites ici presque intégralement.

(2) Henri Ey : Les problèmes psysiopathologiques de l'activité hallucinatoire. *Evolution Psychiatrique*, 1938, t. II, p. 55.

de la profondeur de la *dissolution* de l'activité psychique qu'ils comportent mais qui est, ici, uniforme et globale.

En effet, dans ces délires oniriques, aux troubles négatifs importants, nous assistons à des phénomènes de retentissement sonore de la pensée s'apparentant aux manifestations hallucinosiques par leur caractère descriptif. Mais ici, le tableau clinique général groupe ces malades dans le cadre des troubles hallucinatoires liés à une dissolution uniforme. De tels faits, cependant, seraient mieux à leur place dans l'étude des formes délirantes qui font l'objet du chapitre suivant.

### *A. Les implications sonores de la pensée normale*

A l'état vigile, au cours d'un effort intellectuel soutenu, il semble que notre pensée se présente à nous avec un caractère d'unité remarquable : les idées affluent à notre esprit sans que nous ayons l'impression d'une matérialité sonore. La pensée ne fait qu'un avec sa propre formulation intellectuelle : il semble qu'il n'y ait point de place pour un élément esthésique. Nous sommes tellement indifférents au matériel sonore de notre pensée, dans des conditions de haute tension psychique, qu'il peut nous arriver de penser très intensément, de murmurer et même de parler à haute voix, sans même nous en apercevoir. Si bien que, dans de tels cas, non seulement nous *scotomisons* ce que nous pourrions entendre de notre pensée, mais même ce que les autres peuvent en entendre.

Cependant, si au lieu de considérer la pensée dans ces états de forte tension psychologique, nous essayons de l'analyser au cours de diverses phases de relâchement psychique, nous trouvons des phénomènes inverses.

Dans les états de rêverie par exemple, lorsque, spectateur impassible, nous laissons notre pensée effleurer les sujets les plus divers, on peut saisir une sorte de modulation qui, accompagnant la formulation intellectuelle, semble être calquée sur le son de notre propre voix (ou, tout au moins, sur ce que nous croyons être le son de notre voix). Si, au cours de cette rêverie, de cet état de basse tension psychologique, nous imaginons une conversation avec un tiers, certaines intonations de la voix connue vont encore accompagner ce dialogue imaginé. Mais le phénomène est encore plus net dans les phases hypnagogiques que nous étudierons ultérieurement.

Rappelons un autre fait : Quand nous lisons une lettre, ou un texte écrit par un ami, il se produit très souvent un phénomène analogue. Les mots de notre lecture ne représentent plus une suite d'idées sensoriellement neutres; mais au contraire, ils sont empreints d'une qualité sonore dans laquelle on pourrait voir un mimétisme du son de la voix de l'auteur.

Sans vouloir pousser plus loin cette étude qui dépasserait les limites de notre sujet, nous pouvons, par le rappel simple et élémentaire de ces quelques faits d'observation courante, affirmer que toute pensée possède « une composante sonore » (1). Et l'on peut dire qu'il ne saurait y avoir de pensée sans son, ou, si l'on veut, de pensée sans écho sonore plus ou moins conscient.

A l'état vigile, les centres supérieurs du psychisme exercent leur contrôle pour assurer l'unité de la pensée. Cette unité est, d'ailleurs, tellement bien réalisée habituellement, que nous avons rarement l'occasion de saisir le côté « sensoriel auditif » de la pensée. Autrement dit, dans les états où s'exercent les fonctions supérieures du psychisme, l'unité de la pensée nous paraît certaine. Par contre, lors d'un relâchement de ces centres, nous assistons à une sorte de dédoublement de la pensée : aux côtés de la pensée pure, « intellectuelle », nous voyons apparaître un élément sensoriel qui vient la colorer, la doubler : la pensée devient sonore. Plus la pensée est faible, plus son matériel et, notamment, ses composantes sensorielles, deviennent sensibles. Ce passage à la sonorisation de la pensée, à son « retentissement sonore », est donc possible dès que nous entrons dans des états où un contrôle actif ne se fait plus sentir, en particulier, dès que se libèrent les automatismes psychiques. L'apparition de cette composante sonore au cours du déroulement normal de la pensée, nous engage à conclure que toute pensée possède en elle-même des implications sonores qui, à la faveur d'une « dissolution de fonction », vont se

(1) SÉGLAS, dans son article du *Journal de Psychologie* (1911), avec BARAT, dit à propos d'un malade qui présentait de la « sonorité de ses pensées », qu'il s'agit là d'hyperendophasie qui n'est que l'exagération du processus normal du langage intérieur.

faire jour, avec un caractère d'autant plus net que la dissolution sera plus profonde.

### B. L'écho de la pensée dans les états hypnagogiques

Ici encore, nous restons dans la psychologie normale. Mais, franchissant un degré de plus (et ceci ne saurait être qu'une image !), nous allons examiner un cas de retentissement de la lecture et de la pensée, au cours de l'endormissement.

Des observations de ce type ne sont pas rares, croyons-nous. Plusieurs personnes interrogées sur ces phénomènes nous ont répondu par l'affirmative. La difficulté, dans ces observations, consiste dans la rédaction de ces impressions hypnagogiques.

C'est à un de nos amis, médecin, que nous devons l'auto-observation que nous donnons ici :

« J'ai, assez rarement, des phénomènes hypnagogiques, et encore « ne sont-ils pas très prolongés. Leur caractère auditif, sans être « exclusif est, certains soirs, prédominant. Je puis en décrire deux « modalités particulières.

« Dans un premier type, il s'agit d'une sorte de sonorité que « prend ma lecture. Je lis avant de m'endormir. Progressivement « ma lecture devient plus vague. Je me détache de son sens ; je « deviens alexique et, à ce moment là, les mots que j'ai sous les « yeux, sans les comprendre ou, tout au moins, sans m'y intéresser, « m'entrent par les oreilles. Je les entends. Ceci est assez agréable « pour moi, car je sais, je sens confusément que je vais m'endormir. « Parfois, cette sonorité de ma lecture est tellement vive que je me « réveille mais, quelques secondes après, le même phénomène ne « manque pas de se reproduire, et je m'endors.

« Dans un deuxième type de phénomène hypnagogique, le carac- « tère auditif est assez exclusif. Cela se produit lorsque je ne lis pas. « Je ne tarde pas, alors, à sentir l'approche du sommeil en perce- « vant de brusques images, — parfois de véritables hallucinations « hypnagogiques, mais assez rarement, — qui se présentent à ma « conscience spontanément, et sans liens entre elles. Il semble que « ma pensée, en s'affaiblissant, procède par bons, par à-coups, et « qu'elle se présente alors sous une forme exclusivement sensorielle. « Bouts de phrases, réflexions brèves, mots, m'entrent par les « oreilles ou retentissent dans ma conscience, dotés d'une certaine « sensorialité.

« Dans l'ordre visuel, il en est de même. Je pense par images « rapides et très concrètes, annonciatrices du sommeil. Il semble « que ces images visuelles ou sonores surgissent un peu comme « nous les sentons se presser en marge de la conscience, même à « l'état de veille, lorsque nous laissons flotter notre pensée. De « brusques et incohérentes intuitions, des commencements d'idées, « des images, des souvenirs, etc..., ont continuellement tendance à « occuper le champ de la conscience. Tout se passe, dans les phases « hypnagogiques que j'éprouve, comme si, à ce moment, toutes « ces velléités, ces pressions, cet automatisme, surgissaient facile- « ment et se présentaient surtout avec des qualités sensorielles très « vives. Ces qualités sensorielles sont à peu près du même ordre « que celles qui nous font dire d'un rêve qu'il était fait d'images « très nettes, très vives, alors que nous avons éprouvé la qualité « spéciale de ces images oniriques qui est inséparable de l'atmos- « phère crépusculaire dans laquelle elles se déroulaient, étant à la « fois intenses et, pour ainsi dire, sourdes. Lorsqu'on se rappelle, « en effet, de tels phénomènes, comme lorsqu'on se rappelle les « images des rêves, la mémoire les dote d'une impression générale- « ment moins forte que celle des sensations réelles. Il semble que, « par la mémoire de telles sensations, on apprécie d'autant mieux « l'illusion dont on était victime en les éprouvant au moment de « leur production, comme des sensations très violentes. »

### *C. Le retentissement sonore de la pensée dans les états neurologiques*

Au cours de lésions du système nerveux, on a signalé des phénomènes de sonorisation de la pensée qui apparentent ces troubles à l'écho. Il peut s'agir d'atteintes soit centrale (par lésion du lobe temporal), soit périphérique (par lésion de l'ouïe).

Nous envisagerons successivement ces deux cas :

#### 1° Lésion temporale et écho.

Nous avons trouvé, dans la littérature, deux travaux très intéressants qui peuvent entrer dans ce groupe. Dans le premier, il s'agit d'un écho apparaissant au cours d'une aphasie; dans le second travail, l'observateur a pu se placer à un point de vue expérimental et provoquer, par des excitants chimiques, un « écho de la pensée ».

C'est à KLEIN (1) que nous devons le premier travail intitulé : « *Echo de la pensée dans une lésion du lobe temporal gauche* ».

Voici, résumée, cette observation et les commentaires de l'auteur :

Il s'agit d'un malade âgé de 49 ans, syphilitique ancien, non traité, qui a présenté des troubles aphasiques sans signes neurologiques. A la suite d'injections de Néosalvarsan, son état s'est aggravé; parfois, il ne peut presque pas lire; parfois, il lui est très difficile de s'exprimer. C'est à cette occasion qu'est apparu un « *symptôme nouveau* » que KLEIN décrit en ces termes : « Quand il concentre « son attention, il entend un discours. Quelquefois, ce sont plu- « sieurs voix, mais il ne peut pas dire d'où elles viennent: « Peut- « être c'est dans ma conscience ou dans ma tête ! » *Il assure que « ce sont ses propres pensées que le discours exprime.* Il entend « cela par ses oreilles, mais il peut très bien le distinguer de ce « qu'il entend d'habitude, par une voix naturelle. Ainsi, aujour- « d'hui, il a entendu un discours bref, dans la rue, à travers la « fenêtre ouverte (c'était un véritable discours). A ce même mo- « ment, il a pensé : « Je dois aller chez un médecin », et il a enten- « du, venant de la rue, qu'il devait aller chez un médecin. C'est « ainsi, qu'il a entendu exactement la même chose que celle qu'il « pensait. Il lui semblait que cette voix venait justement de l'en- « droit où il avait entendu le discours (réel, celui-là !) auquel il « ne prêtait pas attention. C'est ainsi qu'il entend des mots qui « expriment complètement, nettement, toutes ses pensées... Quel- « quefois, c'est une véritable hallucination, quelquefois, c'est « seulement une pensée, sans les mots exacts... Le malade a l'im- « pression que cela se passe dans une moitié de sa tête, mais il « ne peut pas décider dans quelle moitié. Plus tard, cela est devenu « plus précis, et il a pu préciser que c'était *dans la moitié droite,* « la moitié gauche restant passive... et, tandis que la moitié droite « continue à travailler (à répéter sa pensée), la moitié gauche est « douloureuse. »

KLEIN fait remarquer, à la suite de cette curieuse observation, que le malade n'est pas un aliéné ; « il a pensé que cela était un signe de la maladie ». Il n'y avait pas d'affaiblissement intellectuel, pas de trouble délirant, et le phénomène de « *Gedankenhören* » (entendre ses pensées) a disparu avec les troubles aphasiques; il fut transitoire comme eux.

---

(1) KLEIN : Gedankenhören biur Affektion im limken Shlafenkappen. *Zeitschrift*, 1924, t. 89, p. 81.

L'auteur discute assez longuement le diagnostic de la maladie ; après avoir éliminé la possibilité d'une tumeur cérébrale (malgré la progressivité de la maladie et malgré la « bradycardie »), il conclue à un processus syphilitique secondaire affectant le lobe temporal gauche : « un « *gedankenlaut-* « *werden* » passager, conséquence d'une lésion cérébrale « transitoire de l'aire corticale acoustique ».

Après avoir réfuté l'opinion de MEYNERT et de NEISSER, qui voient, dans le *Gedankenlautwerden,* une association des bruits accidentels et des pensées des malades en état de reploiement pathologique, d'activité autistique, KLEIN nous fournit, pour le cas qu'il présente, l'explication suivante :

« Ce malade avait une difficulté à « *habiller les mots* », a « rechercher les représentations verbales dans des correspon- « dantes de sa pensée. Il attendait que « *la pensée* » arrive à une « forme exprimable et, parce qu'il attendait une représentation « auditive, il tâchait d'entendre intérieurement ce qu'il pensait, de « sorte que son attention était tournée dans un sens acoustique. Il « attendait toujours l'image verbale. Il détournait sa pensée du « monde extérieur, ce qui, chez un sujet vigile, même sans aucune « modification de la conscience, est une condition favorable pour « l'arrivée des hallucinations correspondantes. Ces cas d'audition « de la pensée, chez les malades mentaux, sont produits par « l'orientation d'un délire et par l'autisme; tout cela est conditionné « par la recherche du mot qui est devenue difficile (1).

Après ce cas, lié à une lésion du lobe temporal, examinons un travail de HOFF et SILBERMAN (2), qui ont pu se placer à un point de vue expérimental.

Ces auteurs ont employé la méthode du refroidissement par le chlorure d'éthyle de la région temporale de certains trépanés.

Ils ont d'abord remarqué que la courbe audiométrique des malades avait tendance à augmenter : le malade percevait mieux certains bruits et était plus capable d'en apprécier l'intensité. Après cette observation préliminaire, les auteurs

(1) Fernand SANZ, dans les *Annales de la Academia medic. quirur. española,* de 1922, a publié un cas assez semblable où il s'agit de troubles paraphasiques avec impression d'écho de la pensée.

(2) HOFF et SILBERMAN : Anderungen ber akustichen Wohrnehmungswet bei Temporallappeulasioner. *Zeitschrift für die Gesamte Neurologie und Psychiatrie,* 1933, t. 144, p. 657.

présentent un certain nombre de cas, dont nous extrayons les deux observations suivantes :

Il s'agit, d'abord, d'une femme de 24 ans, qui présente, depuis deux ans, des céphalées avec vertiges, vomissements et manifestations épileptiques. On pensait que ces troubles étaient dus à une tumeur cérébrale que l'on situait dans le lobe temporal droit. L'opération ne révéla aucune tumeur, ni aucune augmentation de la pression intra-crânienne. On ne fit qu'une trépanation sans ouvrir la dure-mère. Les troubles épileptiques se montrèrent moins fréquents. L'état neurologique ne présente pas de modifications spéciales. La malade entend bien, et elle ne montre aucun parasitisme auditif. Quand on refroidit chez cette malade la brêche osseuse avec du chlorure d'éthyle, on remarque les manifestations suivantes :

La malade a le sentiment que, subitement, son propre *langage devient étranger* (« Eigene Sprache fremd »), *comme si quelqu'un* dans la chambre parlait ce qu'elle pense (« Sprechen was sie denkt »). Quand on continue le refroidissement, le langage du médecin, qui lui était bien connu, lui devient étranger. Elle comprend pourtant chaque mot, mais comme s'ils étaient prononcés par un homme qu'elle n'aurait jamais entendu. Ainsi, concluent les auteurs, son propre langage n'est plus reconnu comme lui appartenant (« entfremdung der eigenen Sprache »).

L'autre observation concerne un homme de 37 ans, qui avait une fracture de la région temporale droite.

Au cours du refroidissement par le chlorure d'éthyle, il avait l'impression que son propre langage était un octave plus bas que d'habitude, et ainsi, lui semblait étranger.

Les auteurs estiment qu'il y a là un trouble qu'ils nomment « *la dépersonnalisation du langage* », et le considèrent comme significatif d'une lésion du mécanisme qui relie le langage au moi. Ils remarquent que de tels troubles se voient au cours d'états psychotiques, la schizophrénie, par exemple. Enfin, comparant ce qu'ils viennent d'observer avec ce qui se passe chez les aphasiques, ils déduisent des hypothèses localisatrices : la fonction de liaison de notre langage au moi serait située dans une région du lobe temporal, différent du siège du langage car, dans les aphasies, on assiste seulement à un trouble du langage et non point à un sentiment d'étrangeté. Sans insister sur cette hypothèse localisatrice, nous remarquerons dans ces observations :

1° L'apparition d'un sentiment d'étrangeté, lors du refroidissement au chlorure d'éthyle qui semble être le fait fondamental de l'expérience ;

2° Ce sentiment, secondairement, s'est manifesté dans l'esprit de la malade comme une répétition de sa pensée;

3° Il y a donc, dans cet « écho » expérimental, une composante psychique ; ce sentiment d'étrangeté fait d'ailleurs penser aux interprétations modernes de l'écho de la pensée par certains auteurs allemands (SCHRÖDER en particulier) qui y voient la preuve d'un sentiment fondamental d'influence et d'étrangeté.

**2° Lésion périphérique de l'appareil auditif et écho de la pensée.**

C'est un fait remarqué depuis très longtemps que certaines lésions périphériques de l'appareil auditif peuvent être liées à des manifestations du type hallucinatoire. Nous allons donner un aperçu des diverses observations publiées où le malade a présenté, parmi d'autres troubles, un écho de la pensée.

RÉGIS, dans ses travaux nombreux sur les hallucinations unilatérales de l'ouïe (1), a donné une observation tout à fait caractéristique (2) :

Il s'agit d'un homme de 27 ans, qui, depuis l'âge de 12 ans, présente, à la suite d'un traumatisme, une otite chronique avec un écoulement purulent qui n'a jamais cessé depuis. Cette otorrhée chronique, en faisant de lui un objet de répulsion pour ses camarades, influa sur son caractère; il devint sombre, taciturne, mélancolique. Il prit l'habitude de vivre seul, et d'éviter tous rapports avec ses camarades. Cependant, il est reçu bachelier, mais échoue dans des études pharmaceutiques qu'il avait entreprises. A cette déception, s'ajoute l'ennui qu'il éprouve de discussions avec son père « *qui le mettent hors de lui* ». Un jour, il entend vaguement le mot « *fou* », sur son passage, il est certain « *d'exciter de l'aversion* »; il entend des insultes à son adresse, de la part des co-loca-

(1) E. RÉGIS : Des Hallucinations unilatérales : Contribution à l'étude pathogénique des hallucinations. *Encéphale*, 1881, p. 43. — Les hallucinations unilatérales. *Journal de Médecine de Bordeaux*, 1894. — *Congrès des Aliénistes de Nancy*, 1896, p. 23.

(2) *Encéphale*, 1881, p. 68.

taires de son hôtel; la vie devient, pour lui, intenable, et il pense qu'un phonographe doit être installé à proximité.

C'est dans cet atmosphère d'inquiétude extrême qu'un soir, il entend les voix se préciser et qu'une véritable conversation s'engage « *j'eus un instant de vraie folie; je crus d'abord être soumis à un jugement par voie phonographique* ».

Ce fut après qu'il eut l'idée « *que sa pensé était exprimée et qu'il était devenu un homme phonographe* ». Voici comment le malade décrit lui-même ce trouble :

« Je ne soupçonnais pas une maladie; une maladie exprimant « oralement la pensée, n'est-elle pas plus merveilleuse que toute « combinaison possible ? L'incident me fut-il arrivé dans la situa« tion d'esprit où je me trouve actuellement, je croirais encore « au phonographe, quoi que, par une indifférence coupable, je « n'ai jamais étudié cet instrument. N'importe, même l'ayant fait, « j'aurais soupçonné quelque procédé caché. Ce fut en me rappe« lant certaines questions d'un docteur de Paris, et celles qui me « furent posées ici, *que je reviens de mon erreur.* Avant cela, « j'imaginais que chacune de mes pensées correspondait par habi« tude acquise à un imperceptible mouvement des muscles de la « langue qui la parlait, parole que transmettait l'homme devenu « phonographe. Appuyant sur ma langue en même temps que je « formulais intérieurement quelque pensée, j'avais cru sentir ce « mouvement; je me trompais, je n'étais pas phonographié, mais « on ne m'avertissais pas de ce que j'avais. En tout cas, il restait « acquis pour moi, que ma pensée était exprimée oralement et « entendue par les autres. Dans quantité de restaurants, les indivi« dus, s'entretenant avec moi, répondaient à ce langage intime, « faisaient le nombre de signes de tête que je leur demandais, « répondaient aux questions que je leur posais ainsi, prononçaient « exactement les paroles que je les priais de prononcer. Enfin, « tant de preuves apparentes se réunissent à l'appui de cette idée « que ma pensée est entendue, que je serais plutôt taxé de folie « pour ne pas l'admettre que pour le cas contraire. Néanmoins, « le fait paraît tellement inouï que je n'ose jamais me prononcer « d'une façon certaine. Eh bien ! cela revient presque à douter de « mon toucher ou de ma vue, à douter que mon encrier, que je vois, « soit en face de moi !...

« Ma situation est réllement bien malheureuse, puisque j'ai, « à tout instant, à craindre que l'on ne surprenne ma pensée, ce « qui constitue pour moi un véritable supplice moral dont je prie « instamment qu'on me délivre, n'importe à quel prix. En tous cas, « il est incontestable que j'entends ma pensée, formulée à intelli« gible voix; on ne saurait me démentir à ce sujet. Qu'il soit con« testable qu'elle soit perçue par les autres, il ne l'est pas qu'elle « le soit par moi. Je suis seul juge de mes sensations. A chaque « pensée qui me surgit à l'esprit, la phrase qui l'exprime est

« rendue presque avec bruit. Il en est ainsi surtout, lorsque je « me trouve en un endroit silencieux et que j'approche l'oreille de « quelque encoignure. Si alors, je bouche l'oreille gauche, pour « fermer accès à tout bruit du dehors, j'entends par l'oreille droite « ma pensée formulée. Une idée que je désire cacher est rendue « avec plus de force, surtout quand j'éprouve un sentiment quel- « conque, la crainte ou la honte. La nuit, une fois réveillé, si je « reviens insensiblement au sommeil, arrivé à une demi somno- « lence, je suis réveillé par ma pensée exprimée trop bruyamment. « J'ai remarqué également que ma pensée était parlée par une sorte « de voix venant de l'intérieur, surtout après avoir mangé. C'est « comme un glapissement plaintif. (Si l'expression est ridicule, elle « est seule vraie)... Mon état est accompagné d'un sifflement très « aigu que je ressens surtout la nuit, si je repose sur l'oreille « gauche (saine). En ce cas aussi, ma pensée est exprimée plus « distinctement, avec un bruit presque gênant. (C'est une forte « voix basse). »

« L'examen autoscopique a montré : *Oreille droite:* perforation du « tympan, avec infection, acuité auditive très diminuée, oreille « interne saine. *Oreille gauche:* normale.

Un traitement local a été institué; une amélioration très sensible se produit rapidement et le malade qui présentait un écho de la lecture très gênant, écrit « lorsqu'il était dans toute sa force, la lecture m'était pénible, j'entendais ce que je lisais, puis, je l'ai entendu de moins en moins; à l'heure actuelle, je ne l'entend plus du tout ».

Après trois mois, le malade était complètement guéri de son otorrhée et de ses hallucinations.

Dans sa communication au Congrès de Nancy, de 1896, sur les hallucinations unilatérales de l'ouïe, RÉGIS a donné l'observation d'une malade qui, atteinte d'une otite catarrhale, présentait ce qu'il appelle l'écho-hallucination.

Un jour que cette malade, désespérée, implorait le ciel et s'écriait: « Doux cœur de Jésus ! Soyez mon amour! », elle entendit se répéter à ses oreilles, pendant assez longtemps, ces mots « Soyez mon amour! » « C'est là, nous dit RÉGIS, une hallucination écho, « proche de l'écholalie hallucinatoire décrite par SÉGLAS. » Il fournit de cet écho-hallucination, l'explication pathogénique suivante: « L'excitation auditive, partie de la périphérie, atteint le « centre cortical où se produit la perception, l'image; le choc en « retour constitué par le courant sensoriel centrifuge, au lieu de « s'éteindre aussi, comme à l'état normal, persiste ou se réveille « par le fait de la simulation cérébrale et de la stimulation de « l'oreille qui fixe sa localisation d'un seul côté. »

Comme le dit RÉGIS, son explication est celle de l'écho lui-même !

Piéron a fait connaître, en 1912 (1), une observation assez semblable qui avait été publiée à Vienne par Stransky. Il s'agit, dans ce cas, d'un homme porteur d'une otite moyenne supurée, avec perforation du tympan. « Quand il pense quelque chose, cela « lui est répété, et toujours à droite. Ce phénomène se traduit « trois ou quatre fois dans l'année, chaque fois pendant deux ou « trois jours. Il est convaincu, qu'il n'y a là que des illusions « sensorielles et nie toute idée de possession ou de persécution. »

Pour expliquer ce phénomène, l'auteur propose un compromis entre les partisans d'une théorie centrale de l'hallucination et les partisans d'une théorie périphérique. L'excitation périphérique joue le rôle d'un déclancheur de l'hallucination. Ici, nous dit-il, il n'y a pas d'idées délirantes. Contrairement à ce que l'on voit dans l'aliénation, où des processus de dissociation ne permettant pas de différencier les éléments endogènes et exogènes.

Récemment, Privat de Fortunié et Belfis ont publié dans l'Encéphale (2) un cas « d'hallucinose chronique ».

Cet état *d'hallucinose* est, disent-ils, caractérisé par des hallucinations... auditives psycho-sensorielles uniquement sous forme d'écho de la pensée et de la lecture, persistant depuis quatre ans, reconnues comme telles, et rapportées à une cause pathologique par le sujet: Une femme de 68 ans, sourde depuis l'âge de 29 ans, et présentant des accès maniaco-depressifs surtout caractérisés depuis 7 ans ».

L'analyse de cette longue observation montre :

1° L'écho de la pensée est lié à une lésion périphérique ancienne de l'appareil auditif à laquelle est venue se joindre, peut-être, une étiologie centrale à la suite d'un traumatisme crânien;

2° L'écho se présente à la fois, comme un retentissement douloureux de la pensée et une divulgation de cette pensée;

3° Nous nous montrons moins affirmatif que les auteurs, quant aux caractères contingents de l'écho, par rapport à l'ensemble des troubles délirants présentés par la malade.

Ce dernier point nous fait rapprocher ce cas d'une observation de Beckterew (3), où nous trouvons une lésion péri-

---

(1) Piéron : L'écho de la pensée et la théorie des hallucinations, d'après Stransky. *A.M.P.*, 1912, t. Ier, p. 327.

(2) Privat de Fortuné et Belbis : Un cas d'hallucinose chronique. *Encéphale* 1938, t. II, p. 212.

(3) Bechterew : Sur le fait d'entendre sa propre pensée. Article en russe *Obsorzénie psychiatrie*, 1896, N° 10. Analysé in Neurol Centralblatt, 1897, p. 277

phérique de l'appareil auditif servant de base à l'organisation d'un délire post-onirique.

Il s'agit d'un alcoolique certain, qui, depuis quelques temps, a l'impression d'avoir constamment quelqu'un auprès de lui. Il entend retentir dans son oreille gauche une voix à timbre métallique. Celle-ci lui raconte ses malheureux événements familiaux; toutes les pensées du malade sont exprimées avant par cette voix. Cette voix appartient à un homme, mais ses caractères se modifient souvent. Le malade croit que, dans son oreille gauche, il s'est insinué un être qui énonce avant lui sa pensée. A l'église, il entend par cette voix, chanter tout ce qui est chanté par le Chœur; dans la rue, cette voix lit avant lui ce qui est écrit sur les devantures. Lorsque le malade lit un livre, sa voix répète ce que l'autre voix a déjà lu. S'il regarde sans lire, alors, la voix étrangère lui fait la lecture. Cet être lui dit avant où il doit aller et, de temps en temps, lui annonce l'endroit où il ne peut pas aller; il peut le forcer à s'endormir alors qu'au contraire, il doit être très actif, et, inversement, il peut le forcer à faire n'importe quoi.

L'examen objectif de l'appareil auditif montre la présence d'une affection catarrhale chronique de l'oreille moyenne gauche.

Bechterew pense qu'il s'agit, chez ce malade, d'hallucinations d'origine alcoolique qui constituent le reliquat d'un délire hallucinatoire non guéri. L'apparition constante d'hallucination dans l'oreille gauche est évidemment déterminée par l'otite moyenne catarrhale.

Nous croyons que, dans ce cas, la croyance délirante de l'accès d'onirisme alcoolique probable se manifeste et s'exprime par le phénomène d'écho de la pensée. Ce phénomène, lui-même, consiste dans la dissolution des fonctions auditivo-verbales perdant leur caractère essentiel de réprimer, dans la conscience normale, toutes les implications automatiques de la formulation verbale. Le phénomène acoustique, sur lequel nous n'avons d'ailleurs que peu de précisions, apparaît comme un élément utilisé (mais non générateur) par le délire alcoolique. Nous allons revenir, d'ailleurs, sur ce point, à propos de l'ensemble des observations.

Tous ces faits que nous venons d'exposer, sont incompréhensibles du point de vue mécaniste puisqu'il s'agit d'une lésion périphérique (ce qui rapproche ces cas des phénomènes de visualisation de la pensée chez les ophtalmopathes). Ce n'est que par des hypothèses incontrôlables que l'on pourrait invoquer, comme une nécessité purement doctrinale, une lésion centrale.

La plupart de ces faits, qu'il s'agisse de lésion cérébrale ou otitique, se présentent comme des états d'hallucinose pure. Soit qu'il s'agisse de phénomènes conscients, critiqués, auxquels le sujet n'accorde pas de réalité (définition première de l'hallucinose d'après CLAUDE et EY), soit qu'ils représentent des perturbations des fonctions acoustico-verbales sans retentissement psychique (définition de EY, dans son dernier travail « *Physiopathologie de l'activité hallucinatoire* » in Evolution Psychiatrique, 1938). C'est bien au groupe des hallucinoses que correspondent la plupart de ces observations. Celle de RÉGIS pose cependant un problème assez délicat. Dans l'ensemble, il semble bien qu'il s'agisse d'un état d'hallucinose, mais il n'est pas exclu que ce sujet, comme celui de l'observation de PRIVAT DE FORTUNÉ et BELFIS, ne soit atteint d'un véritable délire auquel cette hallucinose n'aurait servi que d' « aliment ». On ne saurait, en effet, sans naïveté, admettre que de tels phénomènes puissent être une condition suffisante pour expliquer des troubles psychiques dits hallucinosiques, par un abus de terme, alors qu'ils constituent déjà un véritable délire hallucinatoire.

Mais, répétons-le encore, pour autant que l'on puisse dresser, en face des structures délirantes hallucinatoires des phénomènes psycho-sensoriels isolés et intégrés à des syndromes neurologiques — ce qui est la définition la plus correcte de l'hallucinose — c'est bien dans ce groupe que la plupart de ces observations rentrent naturellement.

Enfin, avant de clore ce chapitre, nous tenons à indiquer que de tels faits, par leur complexité, leur liaison continuelle avec la vie psychique des sujets, sont incompatibles, même sous leur forme hallucinosique, à une simple interprétation mécaniste que postule nécessairement une excitation sensorielle nécessaire et suffisante. Nous pensons que la pathogénie de tels troubles implique nécessairement une dissolution des fonctions acoustico-verbales dont sont symptomatiques : l'hypoacousie et, parfois, les troubles aphasiques, agnosiques, peut-être même les troubles du schéma corporel ou des représentations temporo-spatiales. C'est dans ce sens, en tous cas, qu'il serait, à notre avis, utile de faire de nouvelles recherches.

# III. L'ÉCHO DE LA PENSÉE DANS LES DÉLIRES CHRONIQUES

Dans ce chapitre, nous étudierons particulièrement les faits qui nous montreront la place de l'écho de la pensée dans le tableau d'un délire chronique. Nous croyons utile, avant d'aborder les observations, d'exposer la classification de ces états telle qu'elle a été conçue par notre Maître Henri CLAUDE et ses élèves.

On sait à quel travail d'épuration clinique s'est livrée la psychiatrie classique, durant tout le siècle dernier, à propos des délires qu'elle est arrivée à réduire à des phénomènes élémentaires et basaux (hallucinations, interprétations, illusions, imagination, etc...). Ainsi, on a pu penser qu'une classification des délires pouvait reposer sur ces notions de mécanismes. Et cependant, nous croyons pouvoir montrer les difficultés de diagnostic qui surgissent à tout instant, en clinique, pour faire le départ entre une hallucination, une interprétation, une illusion. Ces faits sont courants et montrent que la classification classique est artificielle, puisque toujours remise en question à propos de chaque cas particulier. C'est pourquoi il a paru raisonnable de ne plus mettre l'accent dans cette classification sur des *symptômes* arbitrairement isolés, mais beaucoup plus justement sur des *états* représentant des niveaux de dissolution de l'activité psychique. On arrive ainsi à avoir recours, dans cette classification, non plus aux qualités contingentes du trouble, mais à la notion de structure délirante, établie en fonction d'une théorie dynamique des troubles mentaux, c'est-à-dire « à l'identifica-
« tion des délires à un certain niveau de pensée psychologi-
« que, ayant des traits et des caractères relativement pro-
« fonds auxquels des processus étiologiques font régresser
« la personnalité et l'activité psychique, lesquelles constituent
« la part positive active de ces niveaux ». (H. EY).

L'étude du délire, envisagée sous son angle structural, ne préjugera ainsi en rien, ni de l'étiologie, ni de la pathogénie des troubles décrits. Il nous semble cependant, qu'en nous permettant de suivre, plan par plan, le développement du « mouvement délirant », cette notion de « structure » sera plus féconde pour la compréhension du délire que celle de « mécanisme » dont l'apparence objective crée bien des illusions !

L'analyse structurale des délires a conduit à leur classification en trois groupes :

*Les délires de structure paranoïaque :* où nous trouvons une activité délirante laissant à peu près intacte les capacités vives de l'intelligence; d'où le caractère essentiellement constructif de ces délires qui procèdent d'une dialectique semblable aux mécanismes normaux de la pensée.

*Les délires de structure schizophrénique :* où l'activité délirante, solidaire d'une pensée profondément troublée, peut être ramenée à la notion de dislocation introduite par Bleuler (pensée autistique, pensée déréelle).

*Les délires de structure paraphrénique :* où la pensée du malade se déroule suivant un mode paralogique, avec ce contraste très saisissant, en clinique, d'un délire « fantastique », « extrarationnel » et d'une intelligence intacte, en parfait contact avec les réalités de la vie courante.

On a remarqué que, dans ces trois structures, la première — la structure paranoïaque ou « de construction » — est très différente, dans son essence, des deux autres. Celles-ci peuvent être rapprochées, car le mode de penser de ces malades est assez semblable. Qu'il s'agisse des délires schizophréniques, « de dislocation », ou des délires paraphréniques, « de reconstruction », nous ne trouvons plus ce cadre cohérent, systématique, à déroulement parfaitement clair et logique qui est caractéristique de la structure paranoïaque. Avec l'un ou l'autre de ces états délirants — schizophrénique ou paraphrénique — nous entrons « dans un autre monde », nous nous mouvons dans une pseudo-réalité. Aussi, a-t-on pu grouper ces deux formes délirantes sous la rubrique générale de « délires à structure paranoïde », les opposant ainsi à la structure paranoïaque.

Après avoir résumé, le plus brièvement possible, la classification des délires chroniques adoptée à la Clinique des Maladies Mentales (1), nous allons procéder à l'exposé de nos observations. Tout naturellement, nous serons amenés à distinguer le phénomène d'écho dans les délires de structure paranoïaque et dans les délires de structure paranoïde.

### A. *Psychoses paranoïaques*

Nous commencerons par exposer quatre observations que nous avons prises, aussi complètes que possible, de malades présentant des délires de structure paranoïaque. Nous donnerons ensuite quelques observations au cours desquelles l'étude de l'écho de la pensée a pu être particulièrement poussée. Ce moyen nous permettra de montrer différents types cliniques d'écho de la pensée, dans l'évolution d'un délire à structure paranoïaque. Il nous semble, en procédant ainsi, que nous risquons moins de séparer le symptôme de l'ensemble du trouble délirant. C'est là, d'ailleurs, une tâche que l'on ne peut accomplir que d'une manière artificielle. Nous avons écrit, déjà, pourquoi une telle attitude devait être rejetée.

*
**

OBSERVATION I. — LER..., Marie, âgée de 56 ans.

Certificats : 29 *décembre* 1937 (Dr LOGRE). — *Automatisme mental, hallucinations multiples. Idées de persécution et d'influence (voix, odeurs). Commentaire des actes, lecture partagée. On prétend lui faire des « études sexuelles ». Captation de pensée, intoxication par produits invisibles répandus sur les papiers. Ce sont les « salutistes émetteurs de son » ou des « radiesthésistes » qui la persécutent, etc... On annonce parfois « qu'on va l'incinérer », et elle ressent aussitôt des brûlures. Sans doute, appareil dans le voisinage: bruit de moteurs, etc... Serait persécutée depuis* 1931 (*Ménopause il y*

(1) Cet exposé a été fait d'après les Conférences de notre ami Henri EY, auxquelles nous avons fait de larges emprunts.

*a 3 ou 4 ans). Est allée au Commissariat, porter plainte contre les salutistes. Sa mère serait morte dans un asile d'aliénés.*

31 *Décembre* 1937 ( Professeur CLAUDE). — *Syndrôme d'action extérieure très riche et comptant des éléments de conviction très rigoureux. Discute toutes ses pseudo-hallucinations en prétendant fournir des preuves irrécusables. Expose toutes les persécutions dont elle est victime, avec un calme, une correction de langage parfaite, et même une aménité constante. Loquacité. Début de psychose paranoïaque à évolution très lente. A maintenir.*

Les autres certificats sont rédigés dans les mêmes termes.

Dans les antécédents héréditaires de Marie, nous retiendrons le fait que sa mère a été internée à l'Asile de Pontorson, en 1916, pour « un délire de persécution »; elle y est morte en 1926. La malade, elle-même, n'a pas d'antécédents pathologiques particuliers; habituellement mal réglée, elle a subi sa ménopause en 1934.

*Données biographiques :* Marie est née en Normandie, d'une famille de paysans aisés. Elevée dans une pension religieuse, jusqu'à l'âge de 15 ans, elle pensait que la vie lui serait facile, quand, brusquement à 18 ans, sa famille a des revers de fortune et elle est obligée de travailler. Elle apprend la couture, trouve difficilement un emploi et va « chez des amis pour garder un enfant »; elle est « la personne de confiance », c'est elle « qui a les clefs », qu'elle remettra fidèlement au fils de ses patrons à la mort de ceux-ci.

Pour ses bons services, de plusieurs années, elle ne touchera pas la gratification escomptée... et ce souvenir lui est encore très désagréable. Elle vient ensuite à Paris, comme femme de chambre chez un antiquaire dont l'oncle aurait été « le domestique » de ses parents. Cette situation subalterne ne semble pas lui convenir et elle devient « conditionneuse, et non ouvrière »... dans un laboratoire de produits pharmaceutiques. Enfin, en 1925, elle occupe une place de vendeuse dans la librairie d'un grand journal politique. C'est au cours des années qui vont suivre que va s'installer, progressivement, le délire dont nous allons maintenant essayer de reconstituer la génèse.

Le début des troubles paraît remonter à l'année 1931. A cette date, Marie a commencé à s'apercevoir que, lorsqu'elle préparait une commande, « quelqu'un changeait les livres à l'heure du déjeuner ». Cela l'amenait à faire des erreurs qui n'étaient plus des « *erreurs personnelles* »; mais dont le résultat était le même... Elle était, ainsi, mal vue du gérant de la librairie. « Tout cela n'avait qu'un but, celui de me faire chasser par le Directeur. » Comme elle avait été malade, ses camarades voulaient préparer ses commandes à sa place, « c'était pour faire croire que je n'étais capable de rien ». Une de ses amies, téléphoniste de la maison, ayant été renvoyée et ayant fait des déclarations publiques injurieuses pour le journal, c'est elle que l'on accusait de ces « marchandages », « l'on mettait exprès sous ses yeux des extraits de journaux politiques où il était question de cette affaire »; on procédait constamment par allusions à son égard : « ce n'étaient pas des mots, jamais rien directement; mais toujours des attitudes que je considérais comme malveillantes ».

Dans le courant de l'année 1934, les attaques ont paru se préciser. Elle allait régulièrement chez des amis passer le dimanche quand, brusquement, on lui fait comprendre, « à des signes certains », « des hochements de tête », etc..., qu'il était important pour elle d'espacer ses visites. C'étaient ses collègues de la librairie qui avaient donné ce conseil à ses amis. Du reste, elle en eût confirmation « de triste façon », comme, malgré tout, elle persistait à aller dîner chez eux, elle fut prise, par deux fois, de vomissements après ses visites et... « cependant, tout m'avait paru bon. J'ai attribué cela, d'abord, à un défaut naturel de la nourriture; puis, cela m'a paru suspect, anormal. Ces gens avaient reçu, sans doute, auparavant, la visite de mes collègues qui leur avaient apporté un paquet ».

A partir de ce moment là, elle remarque que, chaque fois qu'elle mange ailleurs que chez elle, elle a des malaises que « *par indulgence* je voulais bien encore attribuer peut-être à mon foie qui ne fonctionnait pas très bien »; cependant, les aliments qu'elle mange, n'ont pas de goût particulier. Elle est dans un état de perplexité dont un événement soudain, au caractère dramatique, va la faire sortir « en lui ouvrant les yeux ».

En octobre 1934 Marie, qui est coquette, va chez son coiffeur habituel. Celui-ci n'est pas là, c'est un employé qui se charge de ses boucles et « maladroitement » la brûle à l'oreille. « J'étais, d'abord, simplement mécontente, quand j'ai eu un brouillard devant les yeux et j'ai entendu une cliente dire à la patronne : « Comment va votre malade » ? En sortant, j'étais mal à mon aise, inquiète, quelque chose n'allait pas bien en moi, dans ma tête; et c'est en arrivant au magasin que j'ai entendu, pour la première fois, la première vendeuse dire aux autres : « ils l'ont achevée chez le coiffeur ! » Alors, j'ai compris, tout m'a paru lumineux, mon inquiétude avait un sens, tout ce qu'on me faisait avait un but; chez le coiffeur, encore, on m'avait fait tout cela pour me faire avoir un transport au cerveau ! » A partir de ce moment là, la vie de Marie « change de sens », comme elle nous le dira avec force, ce ne sont plus des doutes qui l'inquiètent, des incertitudes qui l'obsèdent, c'est, au contraire, une conviction formelle qui s'ancre dans son esprit et dont elle essaiera de découvrir la trame.

Progressivement, nous allons assister au développement des idées délirantes et aux réactions qui en sont la conséquence.

Après deux consultations à l'Hôpital Henri Rousselle, en 1935 et en 1936, elle se décide à rester dans cet établissement pendant quelques semaines « afin d'être protégée ». A son passage, on a noté: « interprétations multiples, émotivité, susceptibilité, préoccupations hypocondriaques ». Cependant, sur la demande d'un membre de sa famille, elle sort de l'hôpital, en juin 1936, pour partir à la campagne. Mais elle ne mettra pas ce projet à exécution, car, dès sa sortie, elle commencera, pour la première fois, « à entendre le son des voix des salutistes ». Nous avons fait raconter à Marie ce premier état, proprement hallucinatoire; voici comment elle s'exprime à ce sujet : « Je n'avais jamais eu une impression pareille; « aussi, la première fois, j'ai été très surprise ! J'étais à table, chez « moi, pour déjeuner, seule, et j'ai eu l'impression que cela venait « de l'immeuble en face. J'ai cru que c'était un docteur qui venait « chez ces personnes; j'ai été très étonnée et je me suis laissée em- « barquer dans cette conversation... tout cela, parce qu'ils savaient « bien s'y prendre. Ils m'ont dit, d'abord, des choses agréables, « me parlant de voyages, de paysages, de feuillages, cela m'a plu, « et ils ont pu, ainsi, m'entreprendre. Puis, tout cela a bien changé ! « Ils ont commencé à devenir très désagréables, et c'est là qu'ils « ont alors pris l'habitude de répéter tout ce que je faisais... ma « toilette... ils savaient tout !... » A partir de ce moment là, notre malade ne cessera de porter plainte au Commissariat de Police et au Parquet, contre les locataires de l'immeuble. Elle écrit également au Directeur de l'Ecole de Médecine pour lui signifier son « refus d'être prise pour sujet d'anatomie et traité comme une femme publique ». A la suite de ces démarches, elle a été convoquée au Commissariat de Police, amenée à l'Infirmerie Spéciale de la Préfecture de Police, et internée à l'Asile Clinique où nous avons eu l'occasion de l'examiner.

Marie Ler... se présente à nous avec une certaine timidité. C'est avec beaucoup de précision et d'intelligence qu'elle nous conte son histoire et qu'elle répond à nos questions. Parfois, elle est saisie d'un émoi violent, se traduisant par des réactions vaso-motrices intenses. Nulle trace d'affaiblissement intellectuel, ni de maladie organique quelconque. Autant elle se montrera loquace sur les moyens employés par ses persécuteurs pour la martyriser, autant elle sera réticente sur l'origine et les motifs de la persécution, ainsi que sur l'identité de ses malveillants interlocuteurs. « Ce sont « des gens qui se nomment eux-mêmes salutistes-spiritualistes ou « orthodoxes; ils s'annoncent avant de me parler et, parfois, je « suis très surprise, et je leur dis : « ah ! vous vous appelez comme « cela aujourd'hui ? Tous ces gens se connaissent entre eux, ils se « sont mis en rapport. Ils ont un intérêt commun : celui de me faire « disparaître pour s'emparer de mon argent, de ma chambre, et, « peut-être, d'autre chose aussi ! Ce que je sais, c'est que je suis « un *sujet d'anatomie;* je suis mise à l'étude comme si j'étais un

*« sujet d'expérience,* et on donne de moi des *descriptions ana-« tomiques. »*

Nous sommes arrivés ainsi aux troubles psycho-sensoriels qui constituent la partie essentielle de l'observation. Voici, ci-dessous, la sténographie de l'interrogatoire tel qu'il s'est déroulé au deuxième examen de la maladie (1).

— Reprenons un peu le début de vos malheurs ! Quand, tout cela a-t-il commencé, et comment ?

— Voulez-vous parler des voix ou de ce qu'il y a eu avant ?

— Parlons des voix !

— J'ai entendu les voix, pour la première fois, en juin 1936, quand j'étais à l'Hôpital Henri Rousselle.

— Comment cela s'est-il passé ?

— Oh ! Je m'en souviens bien. Le matin, je m'étais sentie un peu drôle puis, il m'a semblé qu'on conversait intérieurement, dans mon ventre; je me suis affaissée; je semblais dormir. Je crois que c'est là que j'ai commencé à entendre parler. Ce n'était pas dans les oreilles; mais intérieurement. Cela parlait à distance; mais pas comme cela a parlé après. C'était comme une voix d'homme qui disait : « Je te veux pure, comme tu as toujours été. » Et je n'ai plus rien entendu.

— Quand, cela a-t-il recommencé ?

— Quand je suis revenue chez moi ! C'était à l'heure du déjeuner, j'étais seule, quand une voix m'a dit: « Ma pauvre femme, nous allons vous tenir compagnie ! ». Puis ils me dirent des choses agréables, comme je vous l'ai dit, ils me parlaient de voyages...

— Etait-ce le même son de voix qu'à l'hôpital ?

— Non ! Là-bas, c'était une voix intérieure, tandis que là, c'est la conversation spiritualiste à distance, qui a commencé, sans bruit de moteur, comme c'était dans la conversation verbale; on me disait: « je te parle en haut-parleur ».

— Qu'est-ce que la conversation spiritualiste à distance ?

— C'est le son de la voix ! Ce n'est pas le son, ni une conversation, ni la voix, mais c'est le son de la voix.

— Mais, le son de la voix et la voix, ce n'est donc pas la même chose ?

— Non, Docteur ! Il y a la voix, lorsqu'on parle verbalement, comme nous le faisons, et nous entendons aussi la voix. Lorsqu'on parle mentalement, on perçoit seulement le son, et lorsqu'on parle spirituellement, il n'y a pas de son, il n'y a pas de résonance. Je ne peux pas mieux vous expliquer !

— Essayez de me faire mieux comprendre, en me disant ce que vous sentiez chaque fois.

(1) Nous avons tenu à reproduire intégralement cet interrogatoire relatif aux hallucinations auditives de la malade et au phénomène d'écho de la pensée, afin de montrer à quel point nous avons essayé d'être objectif, en évitant les questions inductrices.

— Je pense qu'il y a trois sortes de conversations : la *conversation verbale,* comme la nôtre en ce moment, la *conversation mentale,* et puis, la *conversation spirituelle.* C'est comme pour la prière. Le prêtre qui m'a enseigné le catéchisme, pour la première communion, m'a indiqué qu'il y avait trois manières de prier : mentale, vocale et spirituelle. La *conversation verbale,* ou *vocale,* c'est celle que nous avons maintenant. Quand ce sont eux qui me parlent, il y a un bruit de moteur avec, c'est comme cela que je la reconnais, de la *conversation mentale,* où il n'y a pas de bruit et pas de voix, seulement le *son* de la voix; la *conversation spirituelle* à distance, c'est par la pensée.

Au début, on cherchait à *me mettre des sons dans la tête,* un mot, dans la tête, *qu'on me répétait plusieurs fois.* Je reconnaissais la voix d'une infirmière de l'Hôpital Henri Rousselle; c'était *très désagréable;* cela se passait *la nuit,* quand j'étais sur mon oreiller; on m'envoyait ces mots à distance. Parfois aussi, c'était un sifflement, d'autres fois, un bourdonnement.

Pour chercher à m'ennuyer, on me lançait un mot ou une phrase, pour que je *tâche de la répéter*; dès le début on a fait ça !

— Pourquoi dites-vous « pour que je tâche de la répéter » ?

— Sans doute, pour que j'ai *un mot à répéter sans cesse,* du moins, je pense que c'était ainsi, c'était leur intention; mais, je l'ignore complètement !

— Répétiez-vous ce mot souvent ?

— Aussi longtemps qu'on me le lançait !

— Qu'est-ce que lancer un mot » ?

— Vous savez bien, Docteur, c'est quelque chose qui vous vient en pleine figure, là ! *comme une gifle* que vous recevriez ! (*rires*)

— Cela fait mal, alors ?

— Cela dépend du mot; mais, en général, c'est désagréable !

— Pourquoi le répétiez-vous ?

— Parce que j'y étais forcée au début; et c'était toujours comme cela, il fallait que je répète. Ensuite, cela n'a plus été pareil, ce sont eux qui ont répété, parce que je ne voulais plus le faire !

— Expliquez-moi ce changement !

— Eh bien oui ! Au début, ils me lançaient le mot.

— L'entendiez-vous ?

— Mais oui, puisque je vous ai dit qu'il m'arrivait dessus comme une gifle, pan ! dans l'oreille ! (*geste*). Dès que j'avais compris ce mot, je le répétais. Puis, j'en ai eu assez, de toujours répéter !

— Quel était ce mot ?

— N'importe quoi, je ne me souviens pas !

— Et, quand vous n'avez plus répété, que s'est-il passé ?

— Alors, ils ont commencé à capter ma pensée !

— Comment l'avez-vous su ?

— Mais, puisque c'étaient eux, qui répétaient les mots à ce moment-là !

— Expliquez-moi comment vous vous en êtes aperçue, la première fois ?

— C'étaient les personnes de la maison d'en face. Après qu'ils m'avaient bien raconté de jolies choses, pour m'embarquer dans la conversation, ils ont commencé à me faire comprendre qu'ils savaient tout ce que je faisais.

— Par quel moyen vous le faisaient-ils savoir ?

— Mais, en le répétant, Docteur, je vous l'ai déjà dit !

— Tiens, je croyais que c'était vous qui répétiez les mots qu'ils vous lançaient ?

— D'abord, oui ! Mais ensuite, ce sont eux qui ont répété les mots que je pensais.

— Pourquoi cela ?

— Pour me faire comprendre qu'ils savaient tout ! Je m'en suis aperçue lorsque j'écrivais mes lettres.

— Que se passait-il ?

— On prenait mes pensées, on suivait en même temps que moi, on parlait tout ce que j'écrivais !

— Expliquez-moi !

— Vous pensez, vous écrivez, et alors, *on renvoie votre pensée !* J'entendais en même temps que j'écrivais.

Ainsi, supposez que j'écrive votre nom (la malade écrit : Monsieur le Docteur) et, en même temps : « Vous entendez ? Au fur et à mesure, j'entends » (lentement, et en suivant son écriture) « Monsieur le Docteur ». Ah ! C'est épouvantable. Taisez-vous, vous me faites mal !

— Que se passe-t-il ?

— Mais vous n'entendez pas qu'ils répètent tout ce que je lis, là, sur votre bureau ? C'est très gênant, très désagréable, de sentir tout le temps que l'on prend ce que vous lisez !

A l'église, c'étaient mes prières et, ici, maintenant, c'est tout ! Oui, tout ce que j'écris, tout ce que je pense, tout ce que je lis !

— Que faisait-on à l'église ?

— J'avais l'impression que quelqu'un était au-dessus de moi, de mon épaule et lisait dans mon paroissien, en même temps que moi...

— Comment le saviez-vous ?

— Parce que l'on répétait la phrase que je venais de lire.

— Toute la phrase ou le mot ?

— Le mot, plus exactement, car on lisait *en même temps que moi.*

— Alors, on ne répétait pas ce que vous lisiez ?

— Si ! on le répétait; mais on lisait avec moi. Je ne sais pas comment vous dire, *tout cela ne faisait qu'un* !

— C'était, sans doute, pour vous aider !

— Pas du tout, Docteur. Cela devenait tellement impossible et terrible que je fermais le livre; alors, ils en profitaient pour me faire venir des pensées sales à la tête !

— C'était donc un moyen ?

— Oui Docteur ! un moyen de m'empêcher de lire la messe, pour me fourrer leurs saletés dans la tête.

— Expliquez-moi comment c'était possible, à votre avis ?

— Mais, c'est comme je vous l'ai dit, ils répétaient tout le temps pour m'empêcher de lire et de penser à de bonnes choses, comme avant ! En plus, il y avait le bruit du moteur !

— C'était donc une conversation verbale !

— Cela dépendait ! parfois oui; parfois, c'était une conversation spirituelle à distance, mais cela c'était par la pensée.

— Pourquoi la pensée ?

— Parce qu'on répétait la pensée !

— La pensée ?

— Comme l'écriture et la messe, tout ce que je faisais.

— Comment cela se passait-il par la pensée ?

— Ils la répétaient aussi !

— Comment le savez-vous ?

— La preuve, c'est que je m'efforçais de ne pas penser, pour ne pas qu'ils sachent ce que je voulais faire.

— Mais, cela n'est pas facile, de s'arrêter de penser ?

— Non, c'est vrai ! Et parfois, je partais sans me dire où j'allais *pour qu'ils ne le sachent pas non plus* !

— Comment cela ?

— Dès que je pensais, ils le savaient, puisqu'ils le répétaient. Alors, il ne fallait pas penser; mais, ce n'est pas commode, car, si l'on écrit ou on lit, tout de suite, la pensée suit, et, bien souvent, j'ai lu des choses de piété parce que c'était très agréable; mais, si une personne me suivait dans la lecture, cela n'allait pas du tout. A force, j'étais arrivée à penser pas naturellement.

Avant, je me disais « Aujourd'hui, j'ai besoin de lait, de beurre... », alors oui, là je pensais verbalement; mais aussitôt, on savait que je pensais verbalement; mais, *naturellement, sans rien me dire,* et ainsi, ils ne le savaient pas; mais, c'est très difficile !

— Penser naturellement, c'est penser sans dire ce à quoi on pense ?

— Oui, Docteur ! C'est avoir l'impression que l'on va faire quelque chose sans se le dire verbalement. Je le faisais parfois pour ma confession, pour ne pas la mettre en émission.

— Et pour l'écriture ?

— Là, j'ai été obligée de cesser d'écrire, quand je me suis aperçue que l'on suivait ma correspondance; toute ma pensée était connue. Dans ma dernière lettre à M. le Préfet, je lui disais, d'ailleurs, que toute cette correspondance était certainement connue; je lui disais : « j'entends même, quand je vous écris, répéter exacte-« ment les mots ou la phrase que j'écris ». On répétait tout, exactement, oui ! c'était *comme si ma pensée me revenait* sur moi-même.

— Est-ce que vous écriviez : « et même actuellement, pendant « que je vous écris, on répète ce que j'écris dans cette lettre » ?

ou bien, est-ce que vous entendiez des réflexions à propos de la lettre ?

— Non ! on répétait exactement ce que j'écrivais et, d'autres fois, on faisait des remarques sur la phrase que j'aurais pu mettre !

— Ainsi, on répétait et on commentait la lettre ?

— Oui ! Puisqu'on critiquait une phrase qui plaisait plus ou moins, on m'indiquait que j'aurais pu mettre autre chose. C'est comme quand j'allais au marché : des fois, ils répétaient ce que j'achetais, des fois, ils me disaient que c'était trop cher ou pas assez beau pour moi.

— On critiquait donc tout ce que vous faisiez ?

— Oui ! Quand je faisais ma toilette, on me répétait tout ce que je faisais. Même la nuit, dans mon lit, on disait comment était ma chemise de nuit, comment j'étais placée, où j'avais les mains, comment était mon lit, s'il était fait ou défait. Tout m'était indiqué, absolument indiqué quand j'étais chez moi, *je n'étais jamais seule avec moi-même.*

Marie nous dit également qu'on la traîte de tous les noms, « salope, putain », et qu'on la menace; enfin, qu'on lui donne des ordres; celui de ne pas aller à l'église, par exemple.

D'autre part, on lui envoie des gaz, on veut l'empoisonner et on influe sur ses organes génitaux par des moyens « qui la mettent hors d'elle ».

Dans le service, elle est un peu rassurée; mais c'est momentané, car « ils » savent bien qu'elle est là, puisque, déjà, ils répètent sa pensée, et nous devrions bien la libérer le plus vite possible pour la mettre à l'abri de ses persécuteurs « infernaux ».

### Analyse structurale du délire et sémiologie de l'écho de la pensée :

Il s'agit, dans cette observation, d'un *délire à structure paranoïaque* du type décrit par Kretschmer sous le nom de « sensitive Bezieshumgswahn » ou *délire de relation des sensitifs.*

Nous retrouvons, en effet, ici, un certain nombre des caractères décrits par Kretschmer :

1° *Antécédents chargés :* mère internée pour délire hallucinatoire;

2° *Milieu social :* vieille fille provinciale et dévote;

3° *Caractère sensitif :* notre malade est réservée, timide, émotionnable, avec une certaine estimation de soi;

4° Le développement cohérent et dramatique du thème n'apparaît que comme le *développement et l'exaltation de la personnalité* sensitive de la malade ;

5° *Les moments féconds,* fondamentaux qui soutendent la psychose demandent à être étudiés. La visite de Marie chez son coiffeur nous en fournit un exemple :

Notre malade n'était pas, à ce moment là, dans son état normal et, à l'instant de la brûlure, elle avait un « brouillard » devant les yeux, elle était inquiète, mal à son aise. Ce souvenir de « la brûlure » est le seul qui persiste dans sa mémoire — elle ne peut décrire ni les gens qui étaient autour d'elle, ni ce qu'a fait le coiffeur à la suite de cet incident. Elle nous montre l'endroit où elle a ressenti « l'impression de fer rouge », mais elle est incapable de préciser les caractères et les soins qu'a, ensuite, nécessités la plaie. Elle n'a ainsi gardé de celle-ci, des circonstances extérieures qui l'ont entourée, que très peu de souvenirs. Seule, la brûlure au fer et la phrase révélatrice entendue ensuite constituent la partie vivante de cette scène. On peut même dire que ces deux souvenirs sont tellement liés l'un à l'autre que Marie ne peut évoquer l'un sans raconter l'autre, de telle sorte que les propos entendus au cours de ce moment de trouble paraissent avoir été, aux yeux de Marie, *l'équivalent* d'une brûlure au fer rouge.

C'est à partir de ce moment fécond que — nous dit la malade elle-même — sa vie « change de sens ». De cet exemple, on doit également rapprocher les circonstances qui ont entouré la première apparition des « voix ». Marie était à l'hôpital; le matin, elle se sentait un peu drôle; elle s'est affaissée; il lui semblait « qu'elle dormait » et elle a entendu parler intérieurement « les voix dans son ventre ». Là encore, nous retrouvons cet état de trouble profond de la conscience, au cours duquel la malade a des « erlebnisse » qui vont alimenter le rythme du délire.

Remarquons qu'au cours de ces « moments féconds », nous ne trouvons jamais d'écho de la pensée. Celui-ci est intégré dans le mouvement du délire dont il est inséparable. Il fait partie, non point des états de troubles profonds et générateurs, mais de l'explication et de la dialectique délirante. Aussi, allons-nous voir, à l'*analyse sémiologique,* qu'il ne possède aucun des caractères qui s'apparentent à la sonorisation de la pensée.

*L'écho de la pensée* se présente ici comme nettement *secondaire* dans le développement de la psychose. L'apparition des hallucinations, elle-même, a été précédée par une phase de rumination rythmée par des moments féconds. Remarquons également que l'apparition de l'écho a été précédée par des hallucinations psycho-motrices de répétition : on lui lançait un mot dans la tête « comme une gifle » et elle était ensuite obligée de le répéter. C'est là ce que SÉGLAS appelait l'écholalie hallucinatoire. Rappelons aussi, à ce sujet, que Pierre JANET voit, dans les « manies de répétition », les sources possibles de l'écho de la pensée.

Voyons enfin quels sont les *caractères sémiologiques :* c'est-à-dire les significations du terme « écho de la pensée » chez cette malade :

*a*) *Dédoublement de la pensée :* sa pensée est répétée textuellement — dans la lecture, on lit en même temps qu'elle : c'est une co-lecture et non une répétition;

*b*) *Réflexion de la pensée :* « On répétait tout, c'est comme si ma pensée me revenait sur moi-même. »

*c*) *Divulgation de la pensée :* la pensée de Marie est connue de tous : « Je n'étais jamais seule avec moi-même ». D'où une souffrance intolérable d'entendre ainsi répéter sa pensée, sa lecture, ses actes, de subir une effraction continuelle dans sa vie privée et intime ne lui permettant plus d'être seule avec elle-même.

*d*) *Réponse à la pensée devinée ou captée :* le sentiment de la pensée devinée est un stade de passage entre les répétitions forcées de mots et la réponse à la pensée captée. Cette réponse — l'écho — n'est autre chose que la preuve que l'on a bien capté sa pensée. « Ils ont répété les mots que je « pensais pour me faire comprendre qu'ils savaient tout. »

***

OBSERVATION II. — Le malade M..., 32 ans.

A été amené à l'Infirmerie Spéciale, parce que, étant allé au Commissariat déclarer une arme prohibée, il a tenu devant les agents des propos incohérents.

Depuis 15 jours environ, il était l'objet d'une surveillance toute particulière de la part de la police. En effet, M... avait quitté, depuis cette date, son domicile, dans le Jura, pour venir à Paris; son arrivée avait été signalée par les autorités, car, depuis quelque temps, M... paraîssait bizarre à son entourage.

Il se présente à nous d'une façon correcte, et sans difficulté, nous raconte, avec une certaine précision, son histoire que nous allons résumer (en nous en tenant aux principaux événements et au phénomène qui nous intéresse).

M... est né le 1er février 1903, dans un petit village du Jura, Dans ses antécédents familiaux, on ne note rien de particulier.

A 17 ans, il entre dans l'Administration des P.T.T., et obtient une place à Paris. Là, tout le monde est content de lui; lui-même, conserve de cette période un excellent souvenir. Une seule chose l'inquiète, l'éloignement de sa famille. C'est pour la voir plus souvent, c'est aussi pour améliorer son traitement, qu'il demande à entrer dans le service des ambulants. Tout va bien pendant un an, quand il fait la connaissance, sur une plage, d'une jeune fille avec laquelle il se marie très rapidement, en mai 1928. C'est à partir de ce moment là que commencent les ennuis de M...

Sa femme, deux mois après leur mariage, fait une fausse couche; son caractère s'aigrit, elle adresse des reproches continuels à son mari, enfin, elle finit par le tromper. « Mon métier d'ambulant facilitait beaucoup la chose », nous dit M... qui semble avoir été très malheureux de ses mésaventures conjugales. Il essaye, mais en vain, de retenir sa femme près de lui; celle-ci le quitte définitivement en février 1930. Ce départ affecte beaucoup M... qui se sent blessé dans son « amour propre », a une impression de vide et « pour se consoler », « se rabat sur le travail ». Il fait double service pour pouvoir rester plus longtemps dans sa famille au cours de ses voyages; il travaille également au concours de rédacteur des P.T.T.; mais, alors que, jusqu'à présent, il avait toujours réussi dans ses études, il ne peut plus fixer son attention de la même façon; il sent un trouble intérieur qui l'agite. Peut-être, à ce moment-là, essaye-t-il de noyer son cafard dans le vin (il était très sobre jusque là) ! En 1932, une de ses tantes lui écrit qu'on lui a pris de l'argent, des titres; il se croit plus ou moins coupable; des amis le raisonnent, mais il commence à se méfier de son entourage. Se sentant de plus en plus déprimé, inquiet, bizarre, plus même qu'il ne veut le dire, M... décide de faire un voyage : « il ira, pour son plaisir » à Barcelone et, en revenant, passera par Lourdes, car M..., qui est très religieux, a fait le vœu, autrefois, de faire, dans cette ville, un pélerinage.

Il prend donc le train, le 23 novembre 1932, à la gare de Lyon, et c'est là, une heure après le départ — précise-t-il — que, pour la première fois, il éprouve des hallucinations auditives. Brusquement, en effet, il a « entendu » une voix qui disait : « il a un peu trop cherré avec la Franc-maçonnerie pour qu'on l'embête un petit peu ». M... est très surpris, il cherche qui lui dit cela et pourquoi. Il croit se rappeler que sa femme appartenait à la Franc-maçonnerie et « en écoutant bien » il reconnaît la voix d'un de ses voisins,

M. J... et celle de M. Y... qui alternent dans les reproches véhéments qu'il ne cessera pas d'entendre jusqu'à son arrivée à Barcelone.

Là, tout cesse dès qu'il a rencontré un de ses amis dont l'influence a l'air de combattre celle de son adversaire. Cependant, le trouble persiste; il se sent épié; des gens, dans la rue, causent d'une façon bizarre; un monsieur change de place « sans raison », pourquoi ? nous demande-t-il ?

Après avoir visité la ville, il repart, content d'être débarrassé de « ses voix » ; mais, dès que la frontière est passée, cela recommence : « on va t'arrêter, tu n'es qu'un espion », etc...

A Bordeaux, il rencontre un camarade de jeunesse et, de nouveau, cette « influence bienfaisante » s'exerce, et les voix cessent.

Mais, elles reprennent de « plus en plus fort » au fur et à mesure qu'il approche de Paris où, à partir de ce moment-là, le syndrôme hallucinatoire va prendre, rapidement, une extension considérable; les hallucinations coenesthésiques apparaissent particulièrement pénibles. Le malade est en pleine action délirante et hallucinatoire; il n'a pas encore présenté le phénomène de l'écho de la pensée.

En effet, ce n'est que fin décembre 1932, soit plus d'un mois après les premières manifestations hallucinatoires, alors que déjà tout le délire semble au complet, qu'apparaît *l'écho de la pensée* qui a beaucoup « surpris » le malade. « Quand j'ai entendu et *compris* qu'ils arrivaient à répéter ma propre pensée, j'ai été stupéfait. » Plus loin, il ajoute : « J'ai compris, à ce moment là, que je leur appartenais. » Le malade analyse fort bien le phénomène qui, dans son activité délirante, paraît avoir une place privilégiée. Il répond avec intelligence aux questions que nous lui posons à ce sujet.

*Analyse du phénomène d'écho de la pensée* : Nous avons, d'abord, essayé, suivant les méthodes classiques, de faire préciser les différentes qualités physiques du « son » entendu. Nous avons obtenu des réponses floues, variables, contradictoires même, malgré la bonne volonté du malade :

— C'était tout près, presque dans mon oreille.

— Comme ceci ? (nous chuchotons tout près de lui).

— Oh non ! beaucoup plus loin. Ce n'était pas comme votre voix, pas si naturel !

— Vous l'entendiez, cependant, exactement, comme vous m'entendez maintenant ?

— Oui, mais pas si près !

— Je croyais que c'était tout près de l'oreille ?

— Oui, tout près et très loin, je ne sais pas comment vous dire ! »

Il en est de même pour les autres qualités du « son », son timbre, son intensité. En somme, pour toute la partie appréciation objective et « physique » des qualités sonores de l'écho, le malade, qui *paraît* vouloir attacher à cette estimation une grosse importance

(importance en relation, d'ailleurs, avec son activité délirante), est incapable de fixer exactement une limite, de donner une description constante et claire. Jamais une voix « réelle » n'est arrivée à reproduire le phénomène d'écho.

Par contre, si nous abandonnons l'étude de ces qualités physiques du son, si nous renonçons à étudier ce phénomène comme une *réalité objective* et si, entrant plus avant dans l'analyse, nous essayons surtout de savoir ce qu'éprouve le malade, quels sont ses sentiments plus que ses sensations, au moment où se produit l'écho, nous obtenons des renseignements plus précis. Le malade, tout d'abord, distingue l'énonciation des actes de l'écho de la pensée. « *Il* ne disait plus, il va faire sa valise, voilà qu'il met sa valise comme il le faisait avant; mais il disait « *je* vais faire ma valise ».

— N'avez-vous pas pensé que c'était vous-même qui répétiez votre pensée ?

— J'y ai songé, tout d'abord; mais j'ai vite compris que c'était bien M. J... qui me montrait, ainsi, sa puissance et mes torts !

— Qu'avez-vous fait, alors ?

— Je me suis dit: « non, tu ne répéteras pas ma pensée; non tu ne répéteras pas ma pensée; cela n'y faisait rien, alors, j'ai parlé à haute voix et cela s'est arrêté !

— Pour l'empêcher, vous parliez donc toujours à haute voix ?

— Non, c'était trop pénible ! J'arrivais aussi à l'empêcher de répéter ma pensée, en *retenant ma respiration* !

— Que se passait-il alors ?

— La voix se faisait plus faible, puis elle s'arrêtait.

— Vous n'entendiez plus rien du tout ?

— Oh si ! Il continuait toujours ! »

Cette apparente contradiction dans les dires du malade provient de ce que, comme il nous l'a expliqué par la suite, lorsque le phénomène d'écho de la pensée prenait fin « en diminuant d'intensité », les voix injurieuses et accusatrices réapparaissaient et ici, une nuance importante que le malade précise nettement, la voix de son persécuteur reprenait dès qu'il réussissait à faire cesser l'écho de la pensée; mais cette voix étant changée, elle traduisait une souffrance. « Je lui faisais du mal en l'empêchant de répéter ma pensée. » Cette souffrance se traduisait même d'une façon plus évidente quand c'était Mme J... qu'il empêchait de répéter sa pensée. La voix arrivait même, parfois, à perdre à ce moment là seulement, tout caractère accusateur et injurieux. Elle poursuivait suivant un mode différent. « Ils arrivaient à dire : Il nous empêche de faire ce que l'on veut, ça y est, nous sommes perdus, nous voilà bien ! nous sommes foutus, il va nous faire du mal ! » L'intonation de la voix du persécuteur était complètement transformée dès que se produisait l'inhibition de l'écho de la pensée ;

le timbre de la voix n'exprimait plus qu'une souffrance qui, comme l'on pense, ravissait notre malade.

Une première analyse nous avait fait penser qu'il présentait de *l'écho de la lecture*; mais, en réalité, ce cas particulier n'existait pas chez lui, le malade ne présentait qu'une répétition du commentaire mental qui suivait sa lecture. Depuis 1933, toute l'activité délirante et hallucinatoire n'a fait que s'accroître; le malade, mis en congé, puis en disponibilité pour « délire de persécution » par l'Administration des P.T.T., est allé chez lui, dans le Jura, où il est resté jusqu'en novembre 1935. C'est à ce moment là que, venu à Paris pour voir le Ministre responsable de sa mise en congé, il s'est fait arrêter et mener à l'Infirmerie Spéciale où nous avons eu l'occasion de l'observer.

### Analyse structurale du délire et sémiologie de l'écho de la pensée :

Etat délirant chronique — classiquement appelé « Psychose Hallucinatoire Chronique » — que nous devons faire entrer dans les psychoses paranoïaques ainsi que le montre l'analyse structurale.

A l'*origine* du délire de M..., nous trouvons un état affectif pénible provoqué par la conduite scandaleuse de sa femme. Le malade a présenté même, au moment de son divorce, un état dépressif avec sentiment d'infériorité. Il a alors tenté, quoique « faible socialement », une épreuve de « valorisation sociale ». Il a essayé de passer un concours : aucun succès ne vint récompenser ses efforts. Cet échec aggrave encore son état. Il sent un trouble intérieur qui l'agite et, au lieu de continuer à s'accuser de son incapacité, il attribue aux autres ses mésaventures. C'est ainsi qu'il entre dans la psychose.

L'*évolution* du délire, au cours de ses diverses phases, a été rythmée par des « moments féconds » qui alternent avec des états où le malade, très calme, semble ne plus manifester d'activité délirante et hallucinatoire. C'est encore au cours d'un état dépressif, avec un appoint toxique très probable, que M... a décidé de partir à Barcelone. C'est dans le train, la nuit, qu'il a commencé à « entendre une voix », des « conversations », des « reproches » — insistons également sur les variations que présente le délire : suivant que M... est d'un côté ou de l'autre de la frontière, que la présence bienfaisante d'un ami se fait sentir, aussitôt toutes les inquiétudes, tous les phénomènes hallucinatoires cessent.

Remarquons que, jamais, au cours de ces « moments féconds » où s'élabore son délire, notre malade n'a présenté d'écho de la pensée. Celui-ci s'avère comme nettement secondaire dans l'évolution de la psychose. Son apparition a été précédée par deux phases : une phase d'inquiétude, de trouble, d'anxiété d'abord; une phase hallucinatoire ensuite. Ce n'est qu'après ces deux stades, lorsque le délire est entièrement constitué qu'apparaissent, successivement, le devinement, le vol et, enfin, l'écho de la pensée. Lors de cette apparition, l'écho est déjà parfaitement intégré au délire dont il n'apparaît que comme la projection, ainsi que va nous le montrer la sémiologie du phénomène.

Ces aspects sémiologiques nous présentent l'écho comme étant ici :

a) *Un dédoublement de la pensée :* on répète textuellement ce qu'il pense.

b) *Une formulation redoublée des actes* que le malade distingue très bien de l'énonciation de l'acte ; ce n'est pas « il va faire sa valise » qu'il entend, mais « je vais faire ma valise ».

c) *Une divulgation de la pensée :* tout le monde sait ce qu'il pense.

Signalons que nous ne trouvons nullement ici de sonorisation de la pensée. Dans ce cas, comme dans l'observation I, cette absence d'élément sonore accompagnant l'écho, coïncide avec son absence lors des « moments féconds » de l'évolution délirante.

Soulignons l'impossibilité qu'il y a, dans ce cas comme dans tous les autres, à faire préciser, ainsi que le font certains auteurs, les qualités physiques du son. Ce malade, d'une bonne foi évidente, est arrivé à nous donner, en quelques minutes, des réponses absolument contradictoires.

Enfin, lorsque le malade réussit, par des procédés qui mettent en jeu les appareils de la phonation, à supprimer l'écho, les hallucinations reprennent. Ce point très curieux de l'observation sera commenté lorsque nous envisagerons l'hypothèse d'une réduction de l'écho de la pensée à un phénomène psycho-moteur (3e partie, § 2).

*
**

OBSERVATION III. — Le malade CH..., Ange, âgé de 49 ans.

Originaire de l'Ile Maurice, a été interné le 21 novembre 1935, à l'Asile Clinique, après un court séjour à l'Hôpital Henri Rousselle, avec le *certificat* suivant :

« *Est atteint de délire de persécution. Depuis quatre ans, il est* « *envoûté par des camarades de travail et trois autres personnes.* « *Il entend une voix qui, parfois l'injurie, le traite de « salaud »,* « *de vaurien, d'autres fois lui dit qu'il sera bafoué, qu'il ne trouvera* « *pas de travail. Un de ses commis a pris l'empreinte de ses pieds* « *pour aller au cimetière et lui faire de la magie noire. Il l'empêche* « *d'avoir des érections quand il couche avec une femme et, de ce* « *fait, il est dans l'impossibilité de se marier. Il a quitté l'Ile* « *Maurice pour échapper à ses persécuteurs; mais ils l'ont suivi* « *et les persécutions continuent. L'état mental de M. Ch... nécessite* « *son internement dans un asile d'aliénés.* » Signé : Dr PACTET.

Ch... a une présentation plutôt souriante et euphorique; il répond avec complaisance et précision aux questions qu'on lui pose.

Sujet intelligent, nous ne noterons aucun affaiblissement intellectuel au cours de l'interrogatoire qui est rendu facile par l'esprit de méthode et le goût du détail du malade.

Il a résidé, jusqu'à ces derniers temps à l'Ile Maurice; est allé à l'école jusqu'à 15 ans, s'y est montré bon élève. La mort prématurée de ses parents (paludisme ?) l'a obligé à apprendre rapidement un métier. Il a choisi celui de typographe où il semble, d'ailleurs, avoir bien réussi, puisque, depuis 10 ans, il est fonctionnaire à l'Imprimerie Gouvernementale.

Ch... a mené une vie normale jusqu'en 1931; travaillant assidûment, il vivait seul, mais avait une sexualité normale depuis l'âge de 17 ans (plusieurs liaisons d'assez longue durée — toujours une seule à la fois). Dans ces liaisons, Ch... ne marquait pas un très grand attachement, il était toujours « un peu blasé », nous dit-il, Dernièrement il désirait se marier; mais, les événements récents qui l'ont conduit en Europe l'en ont empêché.

Ajoutons que Ch... est catholique pratiquant et s'est toujours montré très scrupuleux dans l'exécution des pratiques religieuses.

Les troubles ont commencé il y a 4 ans.

A cette époque, le malade présente une longue période d'insomnie dont l'origine ne peut guère être précisée, mais qui ne s'est pas calmée par les médications habituelles. Aussi, Ch... a-t-il recours aux conseils d'un de ses amis et se soumet-il en toute bonne foi, au traitement suivant : 4 apéritifs avant le dîner, 1 bouteille de vin pendant le repas, un bouteille de vin avant de dormir.

C'est ainsi que, pendant 4 mois, Ch... réussit à dormir, en se couchant légèrement ivre.

Ce « traitement » curieux épuise vite ses effets bienfaisants et, bientôt, le malade connaît une nouvelle période d'insomnie avec cauchemars et « un état d'énervement » qui va croissant. Il est aussi très impressionné par des *rêves étranges :* des membres de sa famille sont autour de lui, le font manger et boire. Ce sont ses frères, ses sœurs, puis, des femmes qu'il ne connaît pas et avec lesquelles il se livre à des rapports sexuels qui ne le satisfont pas, lui donnant plutôt une impression de dégoût et de malaise qui persiste, même à l'état de veille.
(Il est à noter qu'à ce moment-là, Ch... se sentant malade, n'a plus de rapports sexuels.)

C'est au cours de cette période de troubles somato-psychiques, dont le souvenir est assez imprécis dans la mémoire du malade — très fidèle par ailleurs, — que l'on va voir apparaître les premiers phénomènes psycho-sensoriels. Voici, textuellement transcrit, le récit que nous a fait le malade, du premier trouble qui l'a vivement frappé. Nous insistons sur le fait que nous n'avons nullement interrompu le malade par des questions pendant ce récit qu'il nous a fait, sur notre demande, aussi complet que possible, « avec les moindres détails ».

— « J'étais très fatigué par tous ces cauchemars qui m'obsé-
« daient. Même à mon travail, à l'imprimerie, je n'arrivais pas
« à m'en débarrasser, j'y pensais tout le temps, oui, c'était une
« obsession ! Il me semblait qu'un sort était sur moi, que je n'ar-
« riverais pas à m'en débarrasser. C'était une impression... un
« malaise.

« C'est alors qu'un soir, en novembre 1930, je rentrais chez moi
« assez tard, j'ai commencé à boire la bouteille de vin, comme me
« l'avait conseillé mon ami; mais j'avais l'impression que quel-
« que chose n'allait pas. Je fis plusieurs fois le tour de la maison
« et je sortis mon livre de prière à la page que l'on doit lire pour
« chasser les esprits.

« Comme je lisais ces mots « esprit malin je te somme... », à ce
« moment-là j'ai entendu une voix qui répétait exactement « Esprit
« malin, je te somme ! ». J'ai cru d'abord que c'était moi-même
« qui répétais en lisant fort, puisque *cela faisait comme un écho.*

— Qu'avez-vous fait, alors ?

— « Je me suis levé quand même et je suis allé voir dans tous « les coins de la maison, pour voir s'il n'y avait pas un esprit « qui lisait en même temps que moi. Je pensais que, peut-être, « l'esprit d'un mort m'avait suivi. Mais, je n'ai rien vu et j'ai « continué ma lecture comme si rien n'était et en disant « on ne « me fera pas peur chez moi ! ». Puis, je me suis endormi sur ma « chaise en lisant.

— Continuait-on à répéter ?

— « Pas si fort ! Il me semble qu'à ce moment-là, cela s'éloi- « gnait, puis j'ai été très vite endormi et j'ai encore eu des cauche- « mars cette nuit-là.

— Et le lendemain ?

— « C'est là que j'ai voulu vérifier si c'était bien quelqu'un ou « si c'était moi qui lisais à haute voix. J'ai fermé ma bouche, et « j'ai bien vu que cela reprenait encore. Mais ce n'est que le « troisième jour que j'ai reconnu la voix d'un ami qui n'était qu'un « traître. Quand je l'ai entendu, j'étais fixé. »

Et c'est ainsi que, pendant 6 mois environ, Ch... continue à entendre, tous les soirs, la répétition textuelle de ses prières. Jamais ce phénomène ne se produit dans la journée; mais seulement au moment du coucher, quand Ch... boit son « vin thérapeutique » et commence à s'assoupir. C'est toujours la voix de son ex-ami qui le poursuit ainsi. Il va, d'ailleurs, consulter des voyantes et des sorciers qui lui conseillent de se méfier, lui font faire des sacrifices d'animaux et s'emparent de ses économies.

Cependant, en mai 1931, il décide de partir en congé à La Réunion et à Madagascar et, tandis qu'il s'éloigne de son pays, le phénomène de répétition de la lecture cesse. Ajoutons que Ch... ne boit plus pendant son voyage et retrouve le sommeil calme qu'il avait perdu. Cependant il songe toujours aux phénomènes bizarres dont il a été l'objet; il continue à se renseigner et commence la lecture de livres « de magie, de sciences mystiques et de télépathie ».

Après quelques mois, il revient dans son pays natal, revoit son ancien; mais ne lui parle pas, car il continue à penser que c'est lui qui est à l'origine des phénomènes qu'il a ressentis l'année précédente. Cependant, il ne se passe rien d'anormal pendant plusieurs mois quand, à nouveau, Ch... souffre d'insomnie. Il a aussitôt recours à l'excellent moyen utilisé l'année précédente, il boit tous les soirs pour se coucher « la tête chaude ». Après trois semaines de ce régime, Ch... entend à nouveau, une voix au matin, qui le réveille dans son lit en lui disant : « Tu vas travailler, pourquoi vas-tu travailler ? Tu étais bien, à La Réunion ! Tu n'aurais pas dû revenir ! ».

— « C'était la voix de mon ami, comme la première fois, puis, viennent d'autres voix qui continuaient à me parler ainsi ! »

L'état de Ch... semble s'être aggravé sérieusement à partir de ce moment il n'est plus jamais seul avec lui-même :

— « Je pensais : je vais chez ma sœur porter mon linge sale; immédiatement la voix répondait : tu vas porter chez ta sœur ton linge sale. »

En 1935, sa situation est devenue tellement intenable qu'il décide de partir à Paris, à la Salpêtrière, « où il y a des médecins qui connaissent les affaires de magie et les guérissent ! ».

C'est à la suite de sa visite dans cet établissement que Ch... a été interné et que nous avons eu l'occasion de l'examiner.

*Analyse de l'écho de la lecture :* Ch... a très bien analysé l'écho de la lecture : On lisait le texte avant lui; pour se rendre compte de la marche du phénomène, Ch... marquait au crayon le point qui devait marquer l'arrêt de sa lecture; quand il y arrivait, il frappait un coup sec et « malgré tout, nous dit-il, je continuais « encore à entendre, pendant deux syllabes ou trois », ce qui veut dire que, malgré un arrêt volontaire de la lecture à un mot déterminé, le malade continue à entendre deux ou trois syllabes du mot qui venait ensuite, sans entendre la totalité de ce mot, si celui-ci comprenait plus de trois syllabes.

Dans la lecture ordinaire, le devancement portait toujours sur les syllabes du mot non encore lu, sans qu'il soit tenu compte de ce mot. D'autre part, à la fin de la page, il « entendait » le mot se trouvant au verso — « on aurait dit qu'il m'était soufflé par un démon subtil ».

Ch... essaye toutes sortes de moyens pour se débarrasser de cette répétition odieuse : l'auto-suggestion et la respiration retenue; mais, rien n'y fait, seul, le sacrifice d'un pigeon, sur les conseils d'un sorcier, arrête provisoirement les phénomènes hallucinatoires.

Enfin, Ch... a remarqué que la répétition de la lecture n'avait lieu que le soir, après avoir bu son vin chaud et lorsqu'il lisait sa prière. Dans la journée, Ch... corrigeait les épreuves à l'imprimerie et l'écho ne se produisait pas.

### Analyse structurale et sémiologie de l'écho :

Psychose paranoïaque se développant suivant un rythme où alternent les « moments féconds » et les rémissions qui soulignent des variations de l'état délirant, suivant des caractères en apparence contingents avec le développement de la psychose (comme chez le malade de l'observation II, nous avons vu ici que les troubles hallucinatoires cessaient dès que Cha... partait en voyage, ils reprenaient dès qu'il revenait chez lui).

A l'*origine* de la psychose, nous trouvons un état d'insomnie et d'intoxication éthylique, s'accompagnant de sentiment d'inquiétude et de malaise. C'est au cours d'une ivresse que le malade a présenté un « moment fécond », pendant lequel s'est manifesté, comme premier symptôme apparent de la psychose, un « écho de la pensée ». En réalité, cet « écho » qui peut paraître, ainsi, primitif à un examen rapide est, en réalité, doublement secondaire. Nous allons le montrer.

1° *Il est secondaire dans le développement de la psychose:*

L'observation nous montre qu'il a été précédé par une phase d'inquiétude. Bien avant la lecture de son livre de messe, notre malade était inquiet, il avait l'impression que quelque chose n'allait pas et fit le tour de sa maison. Ce n'est que secondairement à ce sentiment d'« action extérieure », qu'il « entendit » répéter sa lecture. Ce dédoublement sonore n'est donc pas apparu d'emblée par notre malade, il a été précédé par un état psychopathique « d'incubation délirante ».

2° *Il est secondaire à un état de trouble de la conscience:*

L'ivresse, avec ses éléments confusionnels, a placé Ch... dans un véritable état crépusculaire caractérisé par une dissolution uniforme de l'activité psychique libérant des instances sous-jacentes. C'est à la faveur de cette libération qu'est apparu, non point un « écho » au sens habituel du terme, mais un retentissement sonore de la pensée proche de ce que nous avons vu au cours des états hallucinosiques. Pendant l'évolution de la psychose, cette sonorisation est moins nette, elle a perdu ce caractère d'esthésie maxima qu'elle présentait à l'origine, elle est remplacée par un sentiment de divulgation de la pensée. L'écho de la pensée se présente donc au cours des différentes phases évolutives de ce délire comme :

*a*) *Une sonorisation de la pensée* et, surtout, de la lecture, au cours des « moments féconds » du délire.

*b*) *Une divulgation de la pensée,* lorsque le malade est installé dans son délire, la sonorité de l'écho ne le frappe plus, mais ce qui l'intéresse et l'outrage c'est que le monde sache ce qu'il pense, ce qu'il fait, ce qu'il lit et, qu'ainsi, il ne puisse plus être jamais seul avec lui-même.

Remarquons que l'écho précède, ici, la lecture dans des conditions sur lesquelles nous aurons à revenir plus longuement dans la discussion de la théorie de F. MOREL.

On saisit, par cette analyse, comment chez un même malade, on peut voir compris sous le terme d'écho de la pensée, une série de significations différentes suivant le moment de l'évolution du trouble et suivant le niveau psychique considéré (« moment fécond » confusionnel, ou dialectique délirante).

***

OBSERVATION IV. — GIG..., Pierre, 50 ans.

Entré le 16 juillet 1938 à l'Asile de Bonneval (1).

*Certificat d'entrée :*

*« Est atteint d'aliénation mentale caractérisée par un état de « dépression, des idées délirantes, un état de tristesse profonde, « des hallucinations de la vue et de l'ouïe. Il a perdu sa femme, « sa fille, son fils, qui ont été assassinés ou qui se sont pendus. « Il voit sa maison qui brûle, la cathédrale en feu. Ses idées, com- « me ses paroles sont diffusées par la T.S.F., c'est ce qui est cause « de toutes ces catastrophes. Il supplie qu'on le change d'apparte- « ment afin qu'il ne continue pas à radiodiffuser ses pensées. Il « s'alimente très peu, on lui fait absorber des poisons; on l'oblige « à se promener tout nu sur la place des Epars. Cet état le rend « dangereux pour lui-même et pour les autres et nécessite son « internement. »* Signé : Dr LELONG, André.

*Certificat de 24 heures :*

*Présente un délire hallucinatoire d'évolution déjà ancienne — automatisme psycho-sensoriel très actif. Sentiment d'influence et de dépersonnalisation, pensées imposées, visions provoquées, cinéma mystérieux à thèmes obcènes où on lui fait jouer, alternativement, le rôle d'émetteur et de récepteur. Explications par les ondes*

(1) Nous avons eu l'occasion d'examiner ce malade dans le Service du Docteur Jean PICARD, médecin-directeur de l'Asile de Bonneval, que nous remercions très amicalement.

*hertziennes. Voix nombreuses par téléphonie secrète. Sentiment d'action extérieure mal élucidée et perplexité anxieuse réactionnelle. Episodes pantophobiques. Absence apparente de systématisation; semi-réticences. Possibilité d'un appoint toxique; aveux d'abus habituels de boisson. Diffusion de la pensée; troubles de l'attention; baisse de la tension psychologique; absence de syndrôme neurologique. Myosis bilatéral, sans autres troubles pupillaires. Monoorchidie post-opératoire. L'internement est justifié, et à maintenir.* Signé : Dr Picard.

*Certificat de quinzaine :*

*Troubles mentaux caractéristiques d'une psychose hallucinatoire, d'origine vraisemblablement alcoolique. Idées actives et anciennes de persécution. Etat hallucinatoire aigü confuso-onirique avec syndrome clinique « d'automatisme mental » secondaire à des troubles négatifs importants de l'activité psychique. Régression notable des troubles. A maintenir.* Signé : Dr Ey.

Gig.... Pierre ne présente pas d'antécédents pathologiques et a eu une existence normale jusqu'en mars 1937 où un événement, cependant heureux (il gagne 5.000 francs à la Loterie Nationale) va avoir une influence néfaste sur sa vie quotidienne. Pierre commence à fêter, avec des amis, cette faveur du sort; mais, une fois rentré chez lui, il commence à se sentir envahi par un sentiment d'inquiétude. Semblable au savetier de la fable, il devient sombre, méfiant, ne voit plus personne. Les gens qui l'entourent parlent certainement de lui, le jalousent pour ce gain inespéré, peut-être même, veulent-ils le lui prendre ! « Je me figurais que l'on parlait « de moi, je le pensais; *je ne l'entendais pas; mais c'était comme si « j'avais le son* ».

Gig... va se reposer quelques jours à l'hôpital de Chartres, puis, il rentre chez lui. Pendant les mois qui vont suivre, il pourra reprendre son travail sans que, toutefois, il ait retrouvé son calme d'antan.

Au mois de juin dernier, Gig... a recommencé à boire et, un soir, en rentrant chez lui, il a, de nouveau, entendu les gens qui parlaient de lui et de sa famille. Dans la nuit, notre malade a présenté un état d'agitation avec onirisme, à caractère surtout auditif, qu'il raconte en ces termes:

« Je voyais toujours que l'on en avait après moi, et surtout après « ma famille. C'était une idée fixe que j'avais dans la tête. Dès que « j'étais seul, j'entendais des bruits de bagarre, on attaquait les « miens dans la rue, et une voix criait : « Tiens! voilà la petite « Gig... qu'on ramène, puis, voilà la mère. Eh bien ! on les a « arrangées ! ». J'avais l'impression de pouvoir entendre tout « ce que l'on disait, même loin. Il y avait des choses extraordi- « naires, des gens qui disaient : « Pauvre G... il est fou avec sa

« politique ! »... et je ne fais pas de politique ! A ces gens qui me « parlaient ainsi de politique, je leur répondais sans parler, par « la pensée, à l'aide d'un appareil, d'un micro que je ne voyais « pas.

— Comment ? Donnez-moi un exemple !

— « Par exemple, on disait : « Gig... voudrait que les commu- « nistes se rallient avec les catholiques ! ». Cela, je l'entendais et « je voulais répondre.

— Comment faisiez-vous, pour répondre ?

— « Je me défendais sur ces attaques-là, je me débattais pour ne « pas causer. *Ma pensée partait malgré moi et mon cerveau répon- « dait par le micro sans que je puisse arrêter.* Je ne pouvais pas « arrêter ma pensée. C'est elle qui se répandait malgré moi. Je « croyais tout le temps que, lorsque je pensais, on m'entendait et « cela se répandait constamment.

— Que faisiez-vous pour vous empêcher de répandre ainsi votre pensée ?

— « J'essayais de quitter la pensée que j'avais et je marchais « pour éviter que ma pensée ne se répande malgré moi. C'était « une souffrance atroce. Je répondais cependant sans parler.

— Est-ce que vous entendiez votre réponse ?

— « Je l'entendais comme si l'on prenait ma pensée et si on « la radiodiffusait. Ma pensée répondait malgré moi. Un nom « de voisin me passait par la tête : aussitôt, il était diffusé. « Ainsi, je pensais « Dumas », j'entendais que c'était radio- « diffusé; sitôt que c'était parti, je l'entendais.

— Combien de temps après ?

— « Un éclair ! Quand ma pensée partait, je me figurais que « *c'était diffusé sept fois.* Puis, il y avait autre chose ! Quand les « gens parlaient et me racontaient des histoires, ma pensée les « répétait !

— Comment ?

—« Par exemple, vous me dites : « vous êtes un brave homme », « et ma pensée répétait : vous êtes un brave homme. Dès que ma « pensée marchait, elle était prise par le micro qui la radiodif- « fusait partout. Ainsi, tout le monde entendait tout ce que je « pensais et savait ainsi toute ma vie et tous mes secrets.

« Dès que je pensais et que ma pensée partait dans le micro, « tout de suite cela retentissait dans ma tête d'une façon hor- « rible.

— Dans votre tête ou dans le micro ?

— « Je ne peux pas vous dire, je pensais que c'était dans le « micro; mais je l'entendais dans ma tête. C'était un son qui se « répercutait en bourdonnant sept fois. Cela faisait comme un « coup de grosse caisse dans mon crâne. Chaque pensée, Pan ! « un coup de grosse caisse qui m'étourdissait. A la fin, je ne « savais plus où j'en étais !

— Mais, le micro, que devient-il, là-dedans ?

— « Le micro ? Eh bien ! oui, il y avait un micro, j'en suis « sûr, c'était comme si c'était ma bouche qui envoyait des paroles « dans ce micro et, cependant, je ne parlais pas, puisque je ne « remuais ni ma langue, ni ma bouche. Au fond, je m'entendais « causer sans parler moi-même. Un jour, on m'a demandé de « chanter le Crédo par la pensée, je me figurais que, sans que « je chante, le micro prenait ça et que c'était radiodiffusé.

— A quoi servait ce micro ?

— « C'était l'intermédiaire entre les personnes et moi; c'était « par lui qu'elles correspondaient avec moi et c'était aussi grâce « à lui que je correspondais avec moi-même.

— Comment cela ? Et pourquoi aviez-vous besoin de parler avec vous-même ?

— « Dès que je pensais, c'était diffusé; aussi, la seule façon pour « moi de savoir ce que je pensais, c'était d'écouter le micro.

— En somme, vous ne connaissiez vos pensées que par le micro?

— « C'est cela ! Le micro me les apprenait comme il les appre- « nait aux autres.

— Comment saviez-vous que c'étaient vos pensées et non celles de vos interlocuteurs ?

— Cela n'avait pas la même sonorité ; mes pensées résonnaient « dans ma tête en me faisant très mal; les autres étaient données « par le micro, elles retentissaient moins. Je vous l'ai dit, c'était « comme un coup de grosse caisse...

— Et quand vous lisiez ? que se passait-il ?

— « Cela m'était impossible de lire !

— Pourquoi ?

— « Toujours pareil, c'était tout de suite pris ! Je lisais men- « talement « l'Illustration », par exemple, sans prononcer ; aussi- « tôt c'était crié partout : toujours la diffusion !

— C'était diffusé avant votre lecture ou après ?

— « En même temps ! Sitôt vu, sitôt cela gueulait dans ma tête « à m'étourdir. Cela m'empêchait de lire et j'avais aussi l'impres- « sion que toute la lecture que je faisais était répétée et connue « de tout le monde... »

Par ailleurs, cet onirisme auditif, que nous venons d'exposer longuement, était complété par des hallucinations visuelles dont les certificats font mention et que nous n'avons pas cru devoir développer ici.

Actuellement, Gig... qui est à l'Asile depuis 16 jours rectifie en grande partie ses idées délirantes de persécution.

Il reconnaît volontiers qu'il a été malade mais il reste tout de même méfiant et soupçonneux à l'égard d'un certain nombre de gens de son entourage. S'il ne croit plus à la réalité de ses échos multiples, il pense que, tout de même, depuis son gain de 5.000 francs, il y a des gens qui le jalousent.

STRUCTURE ET ÉMIOLOGIE DE L'ÉCHO DE LA PENSÉE :

Délire de structure paranoïaque avec développement cohérent et systématique du thème rythmé par des épisodes d'intoxication éthylique, apparaissant comme des « moments féconds » dans le développement de la psychose. Au cours de ces états confuso-oniriques, le malade vient puiser les éléments qui entretiennent les idées de persécution anciennes et persistantes, quoique moins actives, entre les poussées aiguës.

L'écho de la pensée apparaît, ici, uniquement au cours des phases confuso-oniriques. En somme, ce malade, assez comparable au précédent, ne présente qu'un retentissement sonore de la pensée au cours d'un état onirique. Quand cet état a disparu, le délire persiste, mettant en jeu des mécanismes interprétatifs (1).

Examinons, maintenant, les *aspects sémiologiques* de l'écho de la pensée. Il se présente comme :

*a*) Une *sonorisation* de la pensée, avec retentissement douloureux. Tout se passe comme si notre malade avait une « hyperesthésie auditive » qui rendrait douloureuse toute pensée.

*b*) Une *diffusion* multiple de la pensée, qui — « diffusée sept fois » — se répandait par un micro, ce qui donnait au malade l'impression pénible d'une *non-contention de la pensée.*

*c*) Une *réflexion* de la pensée qui revenait sur lui par le micro. C'est ainsi qu'il apprenait lui-même ses pensées.

*d*) Une *divulgation* de la pensée : tout le monde savait ce qu'il pensait.

*f*) Une *réponse à la pensée devinée :* on répondait à la pensée qu'on était arrivé à capter.

---

(1) On saisit ici l'ambiguïté de la notion de mécanisme, lorsqu'on veut lui appliquer un sens pathogénique, ou se baser sur lui pour établir une entité nosographique. Le même délire peut présenter successivement, ou simultanément, des mécanismes hallucinatoires, interprétatifs ou imaginatifs. C'est là le sens de la critique que Ch. H. NODET a adressé dans sa thèse (Paris 1937) à la conception de « Psychose Hallucinatoire Chronique ».

OBSERVATION V. — Cros, Marcel, 45 ans (1).

Interné depuis 6 ans. Les certificats indiquent :

*« Délire de persécution basé sur des hallucinations auditives et des interprétations délirantes (il a trop parlé, on lui en veut — on veut l'empêcher de gagner sa vie — on veut le tuer). Réactions médico-légales : bris de clôture, de carreaux, d'accessoires d'auto, etc...*

*Début par des interprétations multiples (paroles en sourdine, regards d'intelligence).*

*Actuellement, persistance très active des idées de persécution — hypersthénie — pseudo-hallucinations multiples.*

Voici comment il s'exprime sur « les voix qu'il entend ».

— « Ils me font la suggestion. Suggérer quelqu'un, c'est em-« poigner sa volonté et le guider; par exemple, il m'est suggéré « de m'évader plusieurs fois. Ils me le commandent encore: « Fou-« tons le camp, tu m'embêtes ! ». C'est l'esprit qui suggère. C'est « de vive voix, en sourdine. Eux, c'est la suggestion du mal, et moi « c'est la suggestion du bien. Je reçois des inspirations. Ces inspi-« rations, c'est le souffle, c'est pas des voix. C'est l'esprit qui « parle sans parole. C'est soufflé, inspiré. On cherche la pensée et, « tout de suite, l'explication vient... »

*Echo de la pensée :*

« Tout le temps on répète ma pensée et ma parole à mesure, « tous à la fois ! Ils n'ont pas d'autre distraction, ils s'amusent « comme cela. Je les ai étudiés de fond en comble et, à force « d'étudier, je m'en suis rendu compte. Je me demandais com-« ment ils faisaient pour capter la pensée ? : Ils répètent en « même temps, comme l'éclair : c'est *l'auto-pensée, l'auto-sugges-« tion,* comme si c'était moi-même qui parle, le son même de ma « parole. Je suis prisonnier de ma pensée ; je ne peux rien avoir « de secret sans que ce soit capté ; c'est un genre de police. Ce « n'est pas vivre que d'avoir ainsi sa pensée répétée. N'importe où « que j'aille : manger ma soupe ou pour le travail, ils le répètent. « Je vis, sur terre, prisonnier de tout le monde. Il faudrait « arrêter la pensée; mais il n'est que le cimetière qui arrête la « pensée !... Ils suggèrent en moi-même.

« Je pense d'aller dans la cour : deux secondes avant ils ont « pris ma pensée et ils disent : sors dehors ! J'entends la voix « nette d'un commandement à haute voix, en sourdine, pas fort, « lentement... Ils savent ma pensée deux secondes avant moi, et « alors, ils me commandent par ma pensée personnelle : c'est « un système de police ! ».

---

(1) Cette observation, ainsi qu'un certain nombre de celles qui vont suivre, nous a été fournie par le Docteur André Chaurand, médecin-chef de l'Asile du Puy. Nous lui avions demandé de vérifier sur ses malades quelques-uns des aspects du problème que nous traitons ici. Nous le remercions vivement du travail très complet qu'il nous a fourni. Les conclusions auxquelles il a abouti sont semblables aux nôtres: ce qui fut pour nous un précieux encouragement.

SÉMIOLOGIE DE L'ÉCHO :

Psychose paranoïaque d'évolution ancienne, avec apparition tardive des troubles psycho-sensoriels.

Nous remarquons que le malade a bien dit, spontanément, « on répète ma pensée » ; à l'analyse en profondeur, cet écho apparaît successivement comme :

a) *Sonorisation de la pensée :* c'est comme l'auto-pensée, d'abord douée de qualités sonores, « le son même de ma parole ».

b) *Réponse à la pensée devinée.*

c) *Divulgation de la pensée* avec un sentiment de perte du secret de la pensée, qui rapproche ce cas de l'observation I, où notre malade voulait également « s'arrêter de penser ».

*
**

OBSERVATION VI. — DEG..., Henri, 53 ans.

Interné depuis 16 ans.

Parmi les nombreux certificats du dossier, nous détachons celui-ci qui paraît les résumer :

« *Délire de persécution systématisé, remontant à plusieurs années, basé sur des hallucinations sensitivo-sensorielles et sur des interprétations délirantes. Le malade a essayé, depuis la guerre, de se placer successivement dans plusieurs asiles et les a quittés les uns après les autres, convaincu qu'un vaste complot était tramé contre lui, pour ne pas l'occuper ou le faire mourir. Actuellement, croit qu'on cherche à l'empoisonner. Réactions violentes et dangereuses. Refus fréquent de nourriture. A maintenir.* »

Le début est très ancien et s'est fait par des interprétations multiples. « J'étais significativement en butte aux attentions des voisins et de tous les hommes ».

Depuis son internement, développement des troubles psycho-sensoriels avec idées d'influence, qu'il exprime ainsi :

— « Depuis 5 ans, je suis embêté par une idée de femme et je « n'ai jamais couché avec une femme. Maintenant, je suis induit « par une femme comme si je l'avais dans le corps. Quelquefois,

« dans la nuit, j'essaie à voix basse de contrefaire une voix de
« femme. La femme se manifeste par toutes les empreintes physio-
« logiques de son corps. Je sens la sensation de sa poitrine... je
« sens l'empreinte de son abdomen. Je suis obligé de m'étirer
« comme si une personne plus grande que moi m'obligeait à pren-
« dre ses proportions. Cette femme me pénètre intérieurement et
« agit comme par substitution de personnes. J'ai pensé à l'inconve-
« nance qu'il y aura au moment où je serai femme complète-
« ment... »

Après avoir développé ainsi le thème de possession et d'influence de caractère si nettement homosexuel, Henri, qui s'exprime avec beaucoup d'intelligence, va nous parler des « tourments qu'on lui fait subir ».

— « A un moment, j'ai pensé qu'on avait inventé une espèce
« de *microphone qui prenait la pensée et l'amplifiait dans la*
« *salle*. Quand je me suis aperçu de cela, j'ai répété, moi-même,
« toute la journée, le même mot : « M. D... » (nom du Médecin
« Chef que le traitait) et cela s'est arrêté le lendemain... Je pensais
« au Directeur, par exemple, je pouvais dire : « le Directeur est
« un excellent homme » ; en pensant cela, c'était répercuté, je
« ne peux pas trouver l'expression exacte, c'était entendu par
« toutes les personnes de la salle, en tous cas, par moi. La pensée,
« c'est le langage intérieur de l'homme. Qu'on ait trouvé le moyen
« d'enregistrer cette pensée, ce volume, ce son intérieur, c'est
« possible. Ça répétait ma pensée à mesure que je la pensais.
« Ça répétait pas exactement, surtout le sens de ma pensée. J'en-
« tendais ce que je pensais. C'était les mots au fur et à mesure
« que je pensais. Ça ne contrefaisait pas exactement le volume,
« les vibrations de la voix verbale. C'était dans le genre d'un
« phonographe. C'est ce qui m'a fait penser à un phonographe.
« Je ne l'ai plus entendu quand j'ai eu l'idée de les lasser en répé-
« tant la même chose. Je suppose que tout le monde l'entendait...
« Au fur et à mesure que je pensais, le langage de ma pensée était
« répété : les mots, absolument. Quant au sens, pour avoir exacte-
« ment le sens, un appareil ne peut pas répéter le sens des mots ».

C'est la femme qui est en lui : « Cette créature fluidique qui me « pénètre de ce qu'elle est comme si c'était elle-même, comme si « elle avait essayé de me transformer en elle », qui dit qu'on le surveille et qui fait répéter, par les autres, tout ce qu'il fait et tout ce qu'il pense.

C'est elle aussi, qui fait dire : « Il faut qu'il soit coupé, assommé, marqué, piqué, cassé ». Sur ce dernier mot, notre malade va développer tout un thème homo-sexuel non équivoque « au sujet de cassé ».

— « Je dois dire que quelques moyens invisibles avaient le
« moyen de fouiller les muscles fessiers. En traversant l'anus,

« en l'évasant, on peut en déterminer quelque complaisance char-
« nelle qui m'a fait succomber à quelque tentation. Depuis, j'avais
« une douleur à la naissance des muscles fessiers : j'avais l'im-
« pression que j'allais tomber, cassé au milieu... »

On interroge le malade sur *l'écho de la lecture :*

— « *On ne répète pas ce que je lis;* mais il me semble que quelque
« chose, malgré moi, s'échappe de mon nez, comme *une espèce*
« *de souffle qui semble redire ce que je lis. Ça lit en même*
« *temps que moi;* et il me semble qu'il y a une transmission
« occulte par mon souffle. Je suis à me demander si tout l'établis-
« sement n'est pas enchaîné à ma pensée, pour la suivre malgré
« moi. *Ils ne peuvent savoir ma pensée qu'après ce que je l'ai*
« *eue. Autrefois, on aurait dit que ma pensée semblait être devinée*
« *avant.* C'était tellement désagréable, que je voulais me débar-
« rasser de qui voulait prendre ma pensée par son microphone.
« Lorsque je pensais avec une acuité vive, tout était entendu. Et
« cependant, quand je lis, je ne peux pas m'empêcher de penser,
« et alors, tout se brouille. »

Ajoutons encore, qu'Henri a toujours eu « les manies de la répétition » :

— « Je suis porté à répéter ce qui me plaît dans mes paroles.
« Je répète, pour mon plaisir, une phrase que j'aurais dite à
« quelqu'un qui m'ennuie. »

Enfin, nous avons vu dans le certificat cité en tête de l'observation, qu'Henri avait souvent eu des réactions violentes et dangereuses.

SÉMIOLOGIE DE L'ÉCHO :

Psychose paranoïaque à thème homosexuel évident (démultiplication de la personnalité avec représentations du type sadique anal).

On peut remarquer :

*a) Sonorisation de la pensée* au début de la psychose.

*b) Diffusion de la pensée* par un microphone.

*c) Réponse à la pensée devinée :* ses persécuteurs ont ainsi commencé à devancer sa pensée avant de la deviner et de la répéter.

*d) Divulgation de la pensée :* tout le monde connaît ses pensées.

*e)* L'écho de la lecture consiste en une illusion de co-lecture sans véritable répétition « comme une espèce de souffle qui s'échappe du nez ».

*f*) Signalons enfin la tendance aux répétitions qu'a présenté notre malade qui est très conscient de cette « manie », comme il le dit lui-même à plusieurs reprises.

***

OBSERVATION VII. — Jean VIN..., âgé de 47 ans.

Interné depuis 3 mois pour « *Délire d'interprétations avec idées de persécution et de jalousie. Appoint éthylique probable. Interprétations nombreuses, renvoi de places en raison de son activité délirante...* »

Notre malade, d'intelligence assez fruste, présente un délire de persécution datant de plusieurs années. De tout, il a noté ses pensées sur un carnet, ce qu'il appelle « ses rêveries de grandeur et de politique ».

Jean a remarqué qu'on le regardait d'une façon bizarre dans la rue, puisqu'on murmurait sur son passage: « C'est son homme d'affaires qui fait tout cela »...

« A ce moment-là, je me suis dit : qu'est-ce qu'ils me veulent ?
« Que je leur décroche la lune ? C'est là que m'est venue l'idée
« de bâtir une histoire pour savoir si vraiment on prenait mes
« pensées :

— Pourquoi pensiez-vous qu'on prenait vos pensées ?

— « C'était une impression ! J'étais inquiet de voir tous ces
« gens qui me regardaient drôlement et qui, tout le temps, avaient
« l'air de dire qu'ils en savaient long sur mon compte. J'ai voulu
« savoir !

— Qu'avez-vous fait ?

— « C'est là que j'ai écrit une histoire invraisemblable de grim-
« per dans la lune. Je l'ai mise sur mon petit carnet et je me suis
« dit, s'ils savent cela, c'est qu'ils savent tout.

— Mais, comment pensiez-vous qu'ils connaîtraient l'histoire écrite ?

— « Parce qu'ils me la raconteraient !

— Qu'avez-vous écrit ?

— « J'écrivais comme cela me venait. Je ne cherchais pas :
« Un homme veut monter dans la lune. Il va voir un menuisier
« pour se faire construire une échelle. Le lendemain il est retourné
« le voir. Il lui a dit avoir planté un arbre et que, quand cet
« arbre serait de hauteur suffisante, il lui construirait l'échelle ».
« C'était ridicule, mais je voulais me rendre compte ! J'écrivais
« cela dans ma chambre. Pendant 8 jours, il n'y a rien eu, et
« cependant j'y faisais bien attention, personne ne pipait mot.
« On devait avoir du mal à comprendre, quand, brusquement, sans
« que je pense à tout cela, en passant sur le cours de Vincennes

« en bicyclette, j'ai vu deux hommes et ils ont raconté mot pour « mot l'histoire écrite sur mon carnet... J'avais la preuve !

— Quelle preuve ?

— « Mais, qu'ils connaissaient tout ce que je pensais, puisque « même les choses les plus bizarres, ils les racontaient. »

En effet, depuis ce jour, notre moderne Cyrano, à l'esprit si inventif, a assisté à une divulgation quotidienne de sa pensée et de ses actes. Sa lecture seule semble échapper à cette « inquisition », comme il dit lui-même.

SÉMIOLOGIE DE L'ÉCHO DE LA PENSÉE :

Délire de persécution à structure paranoïaque. L'intérêt de cette observation réside :

1° Dans l'écho « éloigné » qu'a présenté le malade, puisqu'il s'est écoulé 8 jours entre la production de la pensée et sa répétition par le persécuteur;

2° Dans le caractère de *justification délirante* que présente cette répétition. L'écho n'a paru, aux yeux de notre malade, que comme la « preuve » que sa pensée n'était plus secrète, mais que, devinée par ses persécuteurs et divulguée par eux, elle était connue de tous. De là cette impression « d'inquisition » qui torturait ce pauvre homme.

En somme, deux caractères sémiologiques :

*a) Divulgation de la pensée;*

*b) Réponse à la pensée devinée.*

### *B. Psychoses paranoïdes*

Les observations de psychose paranoïde (structure schizophrénique ou paraphrénique) au cours desquelles nous avons pu observer l'écho de la pensée sont plus rares que pour les psychoses paranoïaques. Ici, en effet, dans ces formes délirantes de « dislocation » ou de « reconstruction », un symptôme isolé comme l'écho, se perd au milieu des multiples méandres du délire. Il est encore plus difficile qu'ailleurs de distinguer le dédoublement, la sonorisation, la divulgation, etc... Tous ces différents aspects sémiologiques d'un même trouble disparaissent dans l'immensité du délire.

Nos observations seront peu nombreuses ; elles seront incomplètes, de façon à mettre, le plus en évidence possible, les significations diverses de l'écho de la pensée.

***

OBSERVATION VII. — André CLA..., 36 ans, bijoutier (1).

*Etat de dissociation schizophrénique, évoluant depuis deux ans Autisme, Stéréotypies, inactivité, indifférence à son état. Idées d'influence. Sensations coénesthésiques pénibles. Pas d'affaiblissement intellectuel notoire.*

Voici, d'après son entourage, quelles furent les premières manifestations de son état pathologique : vers la fin de l'année 1936 et le début de 1937, on a constaté une modification de son humeur. André est devenu triste et commençait à se plaindre de maux de tête. Ces phénomènes ont été attribués, par les siens, aux soucis que faisaient naître les affaires, difficiles à cette époque.

Pendant longtemps, il n'a pas extériorisé ses préoccupations, et c'est assez brusquement que son entourage a été mis au courant.

En effet, il s'informait parfois avec inquiétude de la santé de son oncle, de ses frères, sans expliquer pourquoi ses préoccupations étaient si pressantes. Un jour, il est venu trouver son oncle, lui déclarant qu'il ne pouvait plus supporter ce qui se passait, et l'avertissant qu'il allait faire une démarche au commissariat. Son oncle l'y accompagna.

C'est donc presque au moment de cette démarche qu'il informe son oncle de ses préoccupations : on agissait sur lui, on lui suggérait des tas de choses dégoutantes, sa santé était en danger et cette action s'étendait sans doute sur les personnes de son entourage, son oncle, ses frères.

C'est alors qu'on décida de le faire entrer dans une Maison de Santé. Il est donc en clinique depuis novembre 1937.

— *Phénomènes subjectifs éprouvés par le malade :*

« Ça m'a pris comme un coup de tampon ici »... et il désigne son front. C'est en mars 1937 que cette « erlebnis » initiale eut lieu brusquement. D'emblée, ou très rapidement, ces phénomènes

(1) Cette observation nous a été communiquée par notre ami le Docteur Julien ROUART, ancien chef de clinique à la Faculté de Paris, qu'il nous est agréable de remercier ici, bien cordialement.

ont eu le caractère d'action extérieure, car cela n'a jamais fait aucun doute pour le sujet qui, à ce moment, était en correspondance avec un fakir auquel il semble attribuer l'origine de son trouble; mais il n'affirme pas ce fait: ce sont des présomptions à l'égard de ce fakir. Il n'est pas sûr que celui-ci soit l'auteur des phénomènes mais le fait est là, *il est influencé, on agit sur lui, on le travaille*. On ne le laisse pas en paix. Une voix lui dit souvent de se suicider, lui dit des choses absurdes dont il n'ose pas parler. André reste *très réticent* à ce sujet. Lorsqu'on veut pousser l'interrogatoire, il rougit, évite de répondre, ou fait des réponses dilatoires : « A quoi bon insister ? Vous le savez sans doute ! » Si on lui demande s'il s'agit de choses sexuelles, de choses un peu anormales, *il ne répond pas, mais n'oppose aucune dénégation* ; c'est ainsi qu'il n'a point caché être fait allusion à des injures à caractère homosexuel : « enculé », etc...

Souvent il déclare ne pas se souvenir des pensées qui lui sont inspirées ou qu'il entend (il n'y a pas, pour lui, grande différence : « On me suggère », « on me dit », « ça parle dans ma tête »... ces termes sont indifféremment employés pour désigner la même chose).

Le contenu est essentiellement désagréable, dégoutant, mais, quant aux termes même qui l'exprime, il est souvent impossible de les faire préciser au malade : réticence ou pensée très peu explicite.

Cette activité autistique est variable dans ses manifestations, très intenses lorsque le malade est livré à lui-même, ou, au cours de conversations, d'efforts qui se trouvent ainsi gênés, elles paraissent s'atténuer ou disparaître lors d'une activité manuelle ou, en général, purement motrices : marche, etc...

L'activité intellectuelle paraît entravée. Le malade peut prendre part à une conversation banale, en donnant l'impression d'une excellente syntonie, à certaines périodes du moins. Il est au courant des événements, prend rapidement connaissance des nouvelles qui sont dans les journaux et donne la réplique avec aisance, mais sans aucune originalité, sur des sujets divers.

La lecture est rare chez lui, car il éprouve le phénomène de « *l'écho de la lecture* ». Celui-ci se produit lorsqu'il veut lire et lit depuis un certain temps. A vrai dire, le sujet n'emploie pas les termes « d'écho » ou de « répétition », mais il déclare qu'*on lit avec lui*. Il n'a nullement l'impression d'un décalage sur ce point, il affirme une *simultanéité* dans sa lecture considérée comme propre, et dans la lecture considérée comme extérieure.

C'est spontanément que le malade a parlé de ce phénomène. Lorsqu'on lui demande si sa pensée subit le même sort, il répond:

« Pas tout à fait ; *on ne la répète pas, on pourrait dire plutôt qu'on l'exprime.* »

A quelque temps de là, le malade interrogé à nouveau sur ce dernier phénomène, en a nié l'existence.

Tous les essais pour faire préciser le timbre, l'intensité, restent à peu près vains. Ces caractères sont variables et imprécis. De même la question esthésie. Il déclare que les voix impératives ou injurieuses sont bien des voix venues de dehors.

A toutes les questions essayant de préciser les caractères, le malade paraît indifférent et répond qu'il lui importe peu que son trouble ait tel ou tel de ces caractères; mais qu'il s'agit surtout d'un phénomène très désagréable.

Des phénomènes d'action sur son corps sont également éprouvés.

Après une phase de calme, le sujet est apparu anxieux. Il a déclaré que cet état était provoqué par des troubles qu'il éprouvait depuis quelque temps : ce sont des élancements dans la verge, les testicules ; c'est une sorte de douleur éprouvée par moments, le soir ou à table. Récemment, il a dû quitter la table, au dîner, tant ces phénomènes étaient intenses.

Dans la tête, il éprouve des sensations bizarres : une sorte de constriction bitemporale. Il pense que, parfois, il allonge, d'autres fois, il devient tout petit. Une fois, il déclare : « Je m'en vais, je suis enlevé ».

A propos de ces phénomènes, si on lui demande s'il s'agit d'une impression, ou s'il pense que c'est une réalité, on n'obtient guère de réponse satisfaisante. Le malade répond que, parfois, ce doit être une réalité, et il finit par affirmer sa conviction, en disant qu'il est simple de s'en assurer en le mesurant.

Cette impression a lieu parfois avec transitivisme s'il parle avec quelqu'un ou se promène côte à côte avec son interlocuteur, il a parfois l'impression que celui-ci est changé ou se modifie dans sa taille, son aspect... Ce même caractère de transitivisme apparaît à propos de l'hypocondrie. Son oncle, son frère doivent être malades. On les rend malades. Ils sont soumis à la même action que lui, bien qu'ils s'en défendent.

*Comportement habituel du malade. Variations de ces phénomènes dans le temps, l'espace et suivant les circonstances.*

Ce malade est très correctement vêtu, même avec une certaine recherche. Il ne se passe pas de jour qu'il ne soit rasé, complètement habillé. Son activité est spontanément nulle, ses habitudes, un peu stéréotypées, ou tout au moins peu variées. Apparamment très sociable, il prend part aux conversations. Ses réponses sont adéquates, adaptées aux événements extérieurs dont il s'informe, au moins, par une lecture superficielle du journal. Dans l'établissement où il se trouvait auparavant, il jouait aux cartes correctement, se promenait, prenait part aux conversations les plus diverses.

Après une période pendant laquelle il a été livré à lui-même et qui a été marquée par un activité autistique très intense, le malade a été occupé à divers travaux. Il s'est offert pour des travaux de couture à la machine, d'arrangement d'étoffes, d'une manière générale, pour des travaux plutôt féminins. D'ailleurs, son allure générale, sa mimique un peu maniérée, ses intonations, ses goûts, sont en accord avec ce fait, qui est encore accentué par une réponse que fit le malade le jour où il nous fut présenté. En effet, comme l'on citait son prénom en disant qu'il s'agissait d'un joli nom, le malade déclare : « N'est-ce pas ? Et puis, on ne sait pas s'il s'agit d'un homme ou d'une femme ».

Il se montre d'un caractère doux, docile, et ne manifeste aucune agressivité, si ce n'est celle qui, dirigée contre lui-même, s'exprime de manière hallucinatoire.

Jamais André ne parle spontanément des phénomènes qu'il éprouve. Les occupations, le travail le montrent adapté à ce qu'il fait. Si, au contraire, il se trouve seul, livré à lui-même, les troubles deviennent plus intenses : « Ça parle tout le temps dans ma tête », déclare-t-il alors. Au cours d'une conversation, cependant, des phénomènes parasites peuvent survenir qui interrompent sa conversation et la troublent. Ceux-ci sont surtout marqués lorsqu'il se promène avec des personnes de sa famille : sa tante, des personnes amies. Il a l'impression que son corps se modifie, que quelque chose se transforme dans son crâne et que des modifications analogues se produisent chez ses interlocuteurs. Il s'étonne de ce que ceux-ci ne s'en aperçoivent point.

Récemment, il lui est arrivé d'éprouver des phénomènes pénibles, bien qu'il fut en société. Il s'est levé de table pour échapper à l'angoisse qu'il éprouvait. Simultanément à ces sentiments et malaises, à ces phénomènes hallucinatoires, se produisent des troubles vaso-moteurs tels qu'une pâleur subite.

Dans une période de plus grande anxiété, il déclare que les *rêves* étaient une chose anormale, qu'il savait bien ce qu'on faisait dans les maisons de neurologie ou de psychiatrie. On y fait venir des rêves. Les médecins le savent bien puisqu'ils les provoquent. Le contenu de ses rêves n'est pas avoué. Le malade pense que les membres de sa famille subissent le même effet et qu'on leur impose aussi des rêves.

Cet aveu eut lieu lors d'une tentative de traitement par la sulfochrysothérapie que le malade refusa énergiquement ainsi que tout traitement par piqure.

Enfin, en juin 1938, le malade traverse une période plus pénible. Il somnole, même après suppression des médicaments qui lui sont donnés depuis longtemps. Sa tenue devient plus négligée. Au début de juillet, une période de fièvre s'installe pendant 4 ou 5 jours pendant laquelle on observe un certain degré de confusion.

Le sujet ne songe plus à se plaindre aux autorités. Il ne cherche pas à sortir. Au contraire, il refuse les promenades au dehors et paraît les redouter sans préciser exactement ce qu'il craint.

### Commentaires et aspect sémiologique de l'écho de la pensée :

Les divers aspects de l'écho de la pensée signalés au cours des psychoses paranoïaques, se retrouvent difficilement dans cette observation d'un état de dissociation schizophrénique. Ce qui prime ici, ce sont les troubles du cours de la pensée et les idées d'influence dans lesquelles vient s'insérer ce que l'on peut encore appeler l'écho de la pensée. Ce symptôme consiste en :

1° Lors de la lecture, en une impression de co-lecture qui gêne cet acte et, même, l'empêche complètement.

2° Dans la pensée, en un sentiment d'expression de la pensée par un autre : « On ne répète pas tout à fait ma pensée, on l'exprime ». Cette impression n'est pas autre chose que la traduction des idées d'influence du malade. Cependant, on pourrait voir ici un phénomène assez voisin de ce que nous avons appelé la *réflexion de la pensée* qui consiste en un retour de la pensée sur le sujet; et rapprocher ce cas de l'observation du malade de Séglas, qui disait qu' « on lui soufflait ses pensées ». De même, le malade de l'observation IV nous disait qu'il ne prenait conscience de ses pensées que lorsqu'elles lui étaient « renvoyées par le micro ».

⁂

## OBSERVATION IX. — Bru..., Ferdinand, 36 ans.

Interné depuis 10 ans, avec le certificat suivant :

« *Démence précoce, idées délirantes de persécution. Avoue des réactions violentes et des voies de fait exercées sur les membres de sa famille. Irritable, menaçant.* »

Bru... paraît avoir fait des études secondaires puis être entré aux Beaux-Arts. A sa sortie de l'Ecole, il essaie de travailler puis, brusquement, décide que « le dessin ne vaut pas le métier de peintre en bâtiment ».

En 1927, il présente un « état grippal » qui fera penser plus tard à la possibilité d'une atteinte encéphalitique. A ce moment-là, en effet, Bru... est insomnique et commence à entendre « une voix continue qui lui fait de la suggestion invisible ». « C'était une répétition continue comme un graphique. Ce sont des sectes qui font cela, des ocultistes. Puis, « on m'a imposé mes pensées »; on les connaissait et on les répétait. On m'électrisait, on me donnait des sensations d'opération. C'étaient des manifestations de l'au-delà. Peut-être le Diable... »

« ...*C'est comme la voix qui répète; ce sont les rêves qui se manifestent*, quelquefois dans la journée comme dans la nuit. Cette voix est due à un phénomène occulte; le rêve est aussi un phénomène occulte. A mesure que je pense, la voix se manifeste surtout dans les bruits de machines de l'extérieur. Mais, on connaîtra ma pensée avec un certain retard lorsqu'elle s'est manifestée. Alors, j'entends cette voix s'éloigner, devenir silencieuse, comme si elle cherchait asile dans une forêt ou dans une grande ville »... Sourires, puis... « Je ne suis pas l'enchanteur Merlin ! ».

Actuellement, pas de signes de séquelles encéphalitiques.

## Commentaires et aspects sémiologiques de l'écho de la pensée :

Délire de structure schizophrénique avec barrages, ambivalances, troubles du cours de la pensée.

On remarquera que l'écho est assimilé à un rêve « en plein jour ». Il présente deux aspects sémiologiques distincts :

*a*) *Sonorisation de la pensée :* au début de la psychose,

une voix continue répétait « comme un graphique ». C'est un déroulement sonore de la pensée.

b) *Réponse à la pensée devinée :* on connaît sa pensée et on y répond.

⁂

OBSERVATION X. — Allig..., Charles, 36 ans.

Interné depuis 9 ans.

Certificat :

1° « *Psychasthénie. Dépression physique et mentale. Idées hypocondriaques, mutisme intermittent. Désorientation partielle. Quelques idées de persécution. Hérédité maternelle.* »

2° « *Démence précoce. Apathie, indifférence, confusion, désorientation, déchéance mentale. Inactivité absolue. Le placement sera de longue durée. A maintenir.* »

— « Quelque chose m'enlève parfois la parole, j'arrive face à « un homme et je ne sais pas quoi lui dire. C'est une peur que j'ai... « je ne m'intéresse à rien; s'ils veulent me tuer tout de suite, ça « m'est égal... j'ai des entendements, l'un me pousse d'un côté, « l'autre de l'autre... C'est rigolo, l'un me dit : « Fais ceci », « l'autre, de faire le contraire. J'écoute l'entendement, il faut les « écarter. *Ils savent toute ma pensée.* C'est eux qui me font parler, « ce sont des choses qu'on ne voit pas, ils sont très grands. Parfois, ils jettent des petits lancements sur moi, n'importe où, ils « ne regardent pas l'endroit du corps, le premier venu c'est le « bon... Si je suis fou, ce sont les éclats de rire, non les éclats « d'obus... *Il se peut qu'ils connaissent ma pensée car il y a une « voix qui la répète.* Ce sont des gens qui me voient et que je ne « vois pas, ils savent ce que je vais faire, ce que je vais dire. « Ils me l'ont dit qu'ils savaient tout et je le comprends, c'est « comme ça. Qu'est-ce que cela me fait qu'ils le sachent ! Il faut « bien qu'ils disent quelque chose ! Tout ce que je fais ça devait « se faire, sans doute, soit que je l'ai fait par ma volonté ou la « volonté des autres... Une fois fait, c'est fini, c'est eux qui me « font parler, ils me font tout faire. Ils m'arrêtent quand ils « veulent; je peux pas lutter. Ils me livrent la parole; ils me la « mettent dans la bouche. »

Le comportement de Charles est caractéristique : il est calme, passe ses journées dans un coin, le sourire aux lèvres, complètement inactif.

COMMENTAIRES :

Forme paranoïde de la démence précoce, avec évolution vers un stade d'incohérence schizophrénique.

On remarquera que :

1° L'écho de la pensée est perdu au milieu des multiples idées d'influence que présente notre malade;

2° Il a perdu tout son caractère d'odieux et de pénible;

3° La répétition de la pensée — passivement acceptée — ne représente plus ici, aux yeux du malade, qu'une preuve que cette pensée ne lui appartient plus, mais qu'elle est soumise aux caprice de ses persécuteurs.

Au point de vue sémiologique, le seul aspect retrouvé ici est la *réponse à la pensée devinée.*

⁂

OBSERVATION XI. — POL..., Marie-Louise, 60 ans.

Internée depuis 20 ans; adaptée à sa vie asilaire.

Travaille à la couture. Bien orientée, répond correctement à nos questions, jusqu'au moment où nous la plaçons sur le terrain de son délire : à ce moment-là, elle s'écrie : « Ah ! vous voulez parler de Jacques et de Marie. »

— C'est cela, expliquez-nous où ils sont.

— (Rires, puis...) « Ils sont là, dans mon dos. Jacques est le « fils du surveillant chef, il fait l'amour et la cabriole avec Marie. « Cela me tire dans le dos quand ils font les gymnases !

— Parlez-leur !

— « Marie, Marie, écoute un peu !... Tu ne veux pas ? (sur un autre ton, très puéril ) « Mais si, mais si, me voilà, que veux-tu ? « Comment t'appelles-tu ?... Je m'appelle Marie ! (se tournant vers « nous) : Vous avez entendu ? Ah ! ils sont polis. Ils sont l'un à « côté de l'autre; ils sont dans ma viande; ils tiennent dans mon « corps et ils font la culbute. Ils disent : « Tu n'es pas putain, « tu n'as pas eu d'enfant »... je ne me parle jamais, c'est à eux « que je cause. *C'est par mon dos que j'entends. Ils entendent*

« *tout ce que je dis et ils le répètent en même temps*. Si je dis :
« Je vais me mettre à table », ils s'y mettent aussi et ils sont
« contents. Ils font tout ce que je fais, ils pensent avec moi.
« Quand je cause, ils causent, ils me gênent pour faire mes besoins
« et ils font leurs besoins en même temps que moi !

— Et quand ils font l'amour, comme tout à l'heure ?

— (Rires...) « Ah là ! je ne le fais pas en même temps ! Mais
« pour tout ils répètent ce que je fais en même temps. »

COMMENTAIRES :

Psychose paranoïde, avec délire de possession « antropopathique ». Délire extrêmement touffu, où toute pensée logique perd ses droits.

L'écho de la pensée, dans cette dernière observation, se présente avec un caractère tout à fait inhabituel. Tout caractère esthésique est ici complètement absent. Il s'agit surtout d'une échomimie et d'une échopraxie. La phrase : « *Ils répètent en même temps que je le dis* », doit être interprétée comme étant la traduction en langage « temps » de la dualité d'existence de la malade et de ses persécuteurs dans un même corps.

Autrement dit, le mot « temps » n'a d'autre sens ici que celui « d'espace » et traduit simplement cet « *erlebnis* » fondamental : la co-existence, dans un même corps, de la persécutés et de ses persécuteurs.

*TROISIÈME PARTIE*

# EXAMEN CRITIQUE DES THÉORIES ET DES FAITS

Dans la première partie de notre étude, nous avons vu que l'écho de la pensée était présenté, tantôt comme un phénomène sensoriel mécanique, tantôt comme un trouble de la pensée. Dans cette troisième partie, nous allons confronter ces opinions avec les faits que nous venons d'analyser longuement. Nous essaierons de comprendre quelle série d'observation les auteurs ont eu en vue, en présentant leurs théories. Nous pensons ainsi pouvoir montrer qu'il y a eu, dans leur esprit, une confusion sur la dualité de présentation du phénomène : Tantôt, nous l'avons vu, l'écho de la pensée s'est présenté comme faisant partie d'un état hallucinosique, tantôt, au contraire, il nous a paru s'intégrer dans l'ensemble du trouble délirant dont il n'était qu'une projection.

Dans les pages qui vont suivre, nous allons ainsi avoir à répondre à une double question :

Est-il exact que l'écho de la pensée soit toujours et nécessairement réductible à un trouble partiel conçu sur le modèle d'un phénomène mécanique ? Et, inversement, un sentiment pathologique peut-il être tenu comme explication suffisante de toutes les formes d'écho ?

# I. L'ÉCHO DE LA PENSÉE EST-IL UN PHÉNOMÈNE D'AUTOMATISME MENTAL ?

Nous ne désirons nullement entreprendre, ici, une critique générale de la théorie de l'automatisme mental. Celle-ci a été faite, trop souvent, pour qu'il soit utile d'insister longuement. Disons simplement que la discussion ne porte nullement sur la *description* des symptômes mais sur *l'interprétation* mécaniste qui a été fournie. Sémiologiquement vrai, dans un certain nombre de cas, l' « Automatisme Mental » est inacceptable au point de vue pathogénique.

Certains commentateurs ont tenté de présenter la thèse de CLÉRAMBAULT sous un jour plus favorable en essayant de montrer que l'explication pathogénique n'était qu'une image. C'est ainsi que BARUK (1) a pu écrire récemment : « Pour « ceux qui, comme nous, ont connu de CLÉRAMBAULT, il n'y « a pas de doute que, dans sa pensée, il s'agissait surtout « *d'images descriptives* d'un phénomène psychique, si fin, si « ténu, si complexe, qu'une description abstraite serait impos- « sible à lui donner la vie qu'il présente à l'observateur. »

C'est là un plaidoyer fort habile sans doute, mais qui semble nier l'évidence des écrits même de CLÉRAMBAULT, dont l'œuvre tout entière nous paraît résider dans l'affirmation constante de l'origine mécanique des troubles mentaux.

L'écho de la pensée constitue, à ce point de vue, une sorte de clef de voûte du système ; il est le symptôme type contre lequel doit venir s'échouer toute explication « psychogéniste ». « Il y a, à cela, deux preuves, — nous dit CLÉRAMBAULT — : « c'est que l'écho est un phénomène primitif et que son carac- « tère essentiel est d'apparaître en terrain neutre. »

Essayons d'abord de voir si, cliniquement, nous retrouvons

(1) BARUK : *Psychiatrie médicale Physiologique et Expérimentale*, p. 550.

dans les états hallucinatoires ces deux traits élémentaires; nous verrons ensuite si, au point de vue pathogénique, la théorie de l' « Automatisme Mental » arrive à expliquer les deux séries de faits que nous avons constamment en vue ici.

### A. *L'écho est-il un phénomène primitif dans le développement des états délirants hallucinatoires ?*

Une première remarque semble s'imposer à nous : les anciens auteurs (Lasègue, Fabret, Magnan), ont bien mis en évidence l'apparition, relativement tardive, de l'hallucination au cours de l'évolution du délire hallucinatoire.

Comme l'indiquaient déjà ces observateurs, la phase hallucinatoire est préparée par une période d'inquiétude, de méditation, de rumination (H. Claude). Les observations I et II de nos délirants chroniques, nous paraissent tout à fait caractéristiques à ce point de vue. Pour l'un comme pour l'autre de ces malades, l'apparition de l'écho de la pensée a été précédée par une longue période, durant laquelle les malades ont procédé à l'élaboration de leurs idées délirantes, celles-ci n'apparaissant que comme la continuation, dans certaines conditions pathologiques, du drame de leur personnalité.

Dans l'observation II, nous avons même pu montrer, dans nos commentaires, que l'écho de la pensée n'était apparu que bien après les autres manifestations hallucinatoires, elles-même secondaires au délire dont elles ne sont que la projection extériorisée.

Dans l'observation III, il semble que l'écho de la pensée se présente comme un phénomène primitif : c'est lui qui a frappé le premier l'esprit du malade et lui a donné l'éveil. C'est du moins ce que montrerait un interrogatoire hâtif; mais, si l'on veut bien essayer de replacer le malade dans « l'atmosphère » qui a présidé à l'apparition de ce premier « écho », on verra, qu'en réalité, ici encore, ce symptôme est *secondaire* à un sentiment d'action extérieure beaucoup plus fondamental. Retraçons les faits :

Avant la lecture de son livre de messe, qui devait lui révéler « l'écho », notre malade était inquiet, il était allé inspecter tous les coins de la maison, dont il fit plusieurs fois le tour, il avait « l'impression que quelque chose n'allait pas » ; et c'est pour conjurer le sort, qui lui semblait hostile, qu'il décida de lire des prières.

Ainsi déjà, avant l'apparition de l'écho de la lecture, il avait le sentiment d'une présence étrangère. Il en cherchait partout la preuve dans sa maison; d'autres auraient pu la trouver dans le déplacement d'un objet ou le goût suspect du déjeuner; lui, l'a placée dans cette illusion de co-lecture, de déplacement syllabique de sa prière qui lui « brouillait les idées ».

Il y a plus encore, dans cet exemple typique : l'écho n'est pas seulement secondaire au développement du délire dans l'ordre chronologique, il l'est encore relativement à l'état délirant, caractérisé par un certain nombre de troubles négatifs (subconfusion, état crépusculaire de la conscience), de telle sorte que, dans cette phase aiguë, l'écho se présente avec des caractères d'esthésie nettement secondaire.

Il faut tenir compte, en effet, d'un facteur organique très important : l'intoxication alcoolique génératrice de troubles négatifs (confusion). Enfin, on peut comparer son caractère d'esthésie au retentissement sonore de la pensée au cours des états hallucinosiques.

Donc, dans ce cas, la constatation *d'apparence primitive* d'un écho de la lecture, avec le maximum d'éléments sensoriels, ne peut être interprétée, en réalité, que comme *secondaire* — pour ainsi dire deux fois — secondaire dans son développement dans le temps et secondaire à un état de trouble de la conscience lié à une intoxication favorisant l'émancipation des éléments sonores de la pensée. Cet exemple typique rejoint le schéma de faits cliniques qui ont pu faire penser que l'écho était, dans le développement du délire, un phénomène primitif. En fait, il correspond à un moment fécond du délire, qui frappe davantage et le malade et l'observateur.

### *B. L'écho est-il un phénomène neutre ?*

Toutes nos observations de psychoses paranoïaques, en montrant l'inclusion de l'écho de la pensée dans les manifestations délirantes, prouvent son caractère « pénible » et « odieux ». Signalons, ici encore, combien nous sommes d'accord avec des auteurs tels que Pierre JANET et SCHRÖDER qui font, précisément du caractère de lourde charge affective de l'écho, le pivot de leur théorie.

L'observation I de la malade présentant une « Sensitive Bezieshumgswahn » est, à ce point de vue, absolument caractéristique. Le récit de ses illusions de répétition de la pensée, de la lecture et de l'écriture, n'est qu'un long cri de souffrance. Tout ce caractère d'odieux et d'insupportable a été fort bien rendu par QUERCY dans son livre sur l'Hallucination (1) où il s'écrie dans un beau mouvement lyrique : « Ce que je pense, ce que je lis mentalement moi-même, je « l'entends dire à haute voix par un autre. Ce que je fais, « ce que j'ai conscience de faire, l'acte sur lequel je modèle « mon discours mental, je me l'entends raconter par un « autre. J'ai la quadruple conscience et le quadruple supplice « de mon intimité publique, de mon discours intérieur capté, « de pensées inconnues, étrangères et ennemies, pénétrant « de toute part dans ma pensée et de mon ouïe fracturée « par des sonorités verbales. »

Mais il y a plus encore : ce que répète l'écho, ce n'est pas n'importe quoi. Il a un sens : celui d'une intrusion dans la pensée secrète, dans l'intimité de la personnalité. Cela se voit même dans les cas les plus simples, les plus hallucinosiques.

Naturellement, dans les délires, la solidarité du phénomène « écho » avec tout l'inconscient du malade, est un fait que personne ne peut révoquer en doute. Et, au fond, G. DE CLÉRAMBAULT y fait appel constamment, sans percevoir qu'ainsi il risque de nuire à sa propre interprétation.

---

(1) QUERCY : *L'Hallucination*, Etude clinique, p. 415.

Il semble donc ainsi que les critères de « primat » et de « neutralité » affirmés par CLÉRAMBAULT pour montrer « l'origine nettement mécanique » de l'écho de la pensée soient infirmés par les faits que nous avons observés après bien d'autres auteurs.

Ceci suffit à détruire l'explication pathogénique par l' « Automatisme Mental » dans les états hallucinatoires.

### *C. Valeur pathogénique de l'automatisme mental dans les états hallucinosiques*

Nous venons de démontrer que, chez les délirants chroniques, il ne pouvait être question d'appliquer une théorie mécanique de l'écho, puisque celui-ci ne possède pas, chez ces malades, les caractères qui devraient lui être propres s'il était vraiment d'origine mécanique (primitif, neutre, anidéique). Il reste donc un autre groupe de faits : celui des états hallucinosiques où, nous l'avons dit, l'écho de la pensée se présente comme étant, à l'analyse, sans effet profond sur la vie psychique de l'individu. Est-ce que, dans ces cas là, une théorie mécaniste d'excitation des centres sensoriels ne serait pas suffisante pour expliquer ces retentissements sonores de la pensée ?

Remarquons tout d'abord que, même s'il en était ainsi, ce fait ne suffirait pas à montrer l'extension possible de cette théorie, aux phénomènes hallucinatoires. Mais, si l'on a pu croire un moment (1) que la thèse mécaniste pouvait expliquer les troubles hallucinosiques, il semble, qu'actuellement, cela même doit également lui être refusé.

La doctrine de l'Automatisme Mental, que ses défenseurs le veuillent ou non, apparaît comme solidaire des théories de l'excitation des centres d'images. Ces théories ne peuvent plus être admises dans la neurologie moderne, après l'œuvre de JACKSON, montrant que la lésion ne crée pas de symptô-

(1) Dans leur article sur « Hallucinose et Hallucinations » (*Encéphale*, 1932, p. 576), CLAUDE et EY semblent faire encore cette concession à la théorie mécaniste. Ils sont d'ailleurs revenus sur ce point de vue dans leurs travaux ultérieurs.

mes nouveaux mais « supprime des instances supérieures « et libère ainsi une part positive faite des niveaux sous- « jacents ». (H. Ey).

C'est le mérite de Mourgue d'avoir enlevé à la théorie mécaniste de l'excitation la valeur pathogénique qu'elle semblait devoir conserver dans les états hallucinosiques.

La hiérarchie des fonctions psychophysiologiques suppose, à la base, la vie instinctive-affective, c'est-à-dire, le noyau même de notre « Moi ». Lors des états hallucinosiques, en rapport avec des troubles fonctionnels neurologiques partiels, l'ensemble de la personnalité psychique est peu atteint. Cependant, à la base, le processus « hallucinosique » sera lié à la vie neuro-végétative qui, elle-même, est soudée à la vie instinctive (1).

Ainsi, dans ce cas encore, l' « écho de la pensée » ne peut être expliqué aussi simplement que le voudrait la théorie de l' « Automatisme Mental ».

En résumé, nous pouvons dire que l'écho de la pensée ne peut pas être assimilé à un phénomène d' « Automatisme Mental » car :

1° Au point de vue clinique : il ne se présente pas comme un phénomène mécanique, il n'est ni primitif, ni neutre, au cours de délires chroniques;

2° Au point de vue pathogénique, on ne peut considérer l'explication mécaniste comme valable ni dans les délires chroniques, en raison de l'argument clinique, ni dans les états hallucinosiques, dans une théorie jacksonienne, qui considère ces états comme provenant, non d'une excitation des centres (la lésion ne crée pas), mais d'une dissolution fonctionnelle locale. En fait, d'ailleurs, l'analyse montre que, même dans ses formes les plus isolées et les plus fragmentaires, le phénomène est solidaire des instances psychiques sous-jacentes.

---

(1) C'est dans ce sens que Mourgue a pu dire qu'il fallait rattacher l'hallucination « aux sources mêmes de la vie ».

# II. L'ÉCHO DE LA PENSÉE EST-IL SEULEMENT UN PHÉNOMÈNE PSYCHO-MOTEUR ?

Dans ce chapitre, nous aurons seulement en vue une théorie mécaniste récemment émise par Ferdinand MOREL (de Genève), sur l'origine psycho-motrice de l'écho de la pensée (1). Cette opinion a été reproduite dans le récent rapport de G. DE MORSIER (2), qui l'a adoptée.

Avec M. CLAUDE, nous avons consacré un article (3) à l'examen critique de ces hypothèses. Nous allons redonner ici quelques-uns des points de vue auxquels nous a conduit l'examen de nos malades, poursuivi en fonction de la théorie proposée. C'est dire que, nous plaçant sur le même terrain que l'auteur, nous avons pratiqué un contrôle des « preuves » qui étayent sa théorie.

Nous nous sommes heurtés à un certain nombre de difficultés car, ainsi que nous l'avons déjà dit longuement, il n'est pas facile d'isoler le phénomène de l'ensemble du trouble pour l'analyser dans un sens mécanique. Il faut, en effet, beaucoup de bonne volonté et beaucoup de compréhension de la part du malade pour qu'il accepte de se prêter à l'analyse pure et fastidieuse d'un symptôme qui ne lui paraît, à lui, que « contingent », en temps qu'isolé et vidé des sentiments qui le soutendent.

Très vite, toutes les questions s'épuisent sur le « phénomène » considéré en lui-même, et l'on retombe dans tout l'ensemble du trouble délirant. C'est peut-être, d'ailleurs, cette

(1) F. MOREL : *Encéphale* 1933, tome I, p. 169.
— *Encéphale* 1934, tome I, p. 18.

(2) G. DE MORSIER : Loc. cit., p. 327.

(3) Henri CLAUDE et Charles DURAND : Loc. cit.

difficulté dans l'analyse de l'écho — phénomène mécanique — qui a rebuté les différents auteurs, au point que l'œuvre de F. MOREL, en continuité avec celle de CLÉRAMBAULT, est la première réalisée en langue française.

F. MOREL nous dit avoir surtout en vue des psychoses hallucinatoires chroniques qu'il paraît considérer comme une véritable maladie « affectant surtout les femmes » et les délires auditifs subaigüs des alcooliques « affectant surtout les hommes ».

Disons tout de suite que ce n'est, par là, qu'un aspect du problème. Nous avons vu, dans l'examen des faits, qu'à côté de l'écho dans les délires chroniques, il existait des formes particulières de répétition ou de diffusion de la pensée, que l'on peut encore appeler « écho » en employant une terminologie classique, mais qui surviennent dans des états, soit de structure confuso-démentielle, soit de caractère hallucinosique.

Cette première critique sur l'aspect restrictif du problème posé par MOREL étant éliminée, nous allons suivre, point par point, autant que cela est possible, les différentes parties de la thèse psycho-motrice (employons momentanément ce terme aux lieu et place de « thèse mécaniste » à laquelle F. MOREL se défend bien à tort, à notre sens, de participer).

### *A. Echo de la lecture, inutilité de son analyse acoustique, sa place dans la lecture*

L'auteur commence par examiner le cas particulier d'écho de la lecture, car l'étude lui en paraît plus simple et plus féconde : « Les conditions d'apparition font de lui un cas « privilégié pour l'étude de l'écho de la pensée. » Après avoir remarqué que l'hallucination ne peut plus être considérée comme une « perception sans objet », il constate que nous ne pouvons accorder aucune valeur « acoustique » et aux déclarations du malade, et au terme « d'écho » qui ne peut être qu'une image.

Jusque là, nous ne pouvons que souscrire à ces affirmations et ajouter avec lui que « l'analyse de l'écho de la lecture » ne permet pas d'en fixer les caractères sonores et acoustiques, qu'on en considère l'intensité, la direction ou le timbre » ;

et, avec lui, nous pourrions encore dire : « Je continuerai « à désigner le phénomène que nous étudions sous le terme « d'écho, bien que cet écho se présente à nous sans intensité « appréciable et sans timbre digne de ce nom ». Toutes les analyses des aspects « physiques » de l'écho ne sont que la transposition en langage scientifique des justifications hallucinatoires du malade, justifications qui, le plus souvent, chez les délirants, ne résistent pas à la moindre investigation.

En suivant encore notre auteur dans son analyse, nous voyons qu'il trouve toujours l'écho avant la lecture et que, d'autre part, le texte semble être « transformé » en écho avant d'être lu.

En règle générale, ces points nous ont paru exacts quoique, parfois, il soit très difficile de faire préciser au malade si la lecture est devancée ou concomittante. Les sujets ont souvent l'impression d'avoir à leur côté un co-lecteur suivant, syllabe par syllabe, tous les mots qu'ils lisent, de même que, pour l'écho de la pensée, il s'agit souvent plutôt d'une impression de co-pensée que d'une véritable répétition.

Remarquons que nous n'avons jamais trouvé d'écho succédant à la lecture (comme ce devrait être le cas dans un « écho véritable ») et que l'expression « on répète ce que je lis », veut dire en réalité « on lit avant moi » ou « en même temps que moi ».

Il n'est pas toujours facile de faire préciser dans quelles limites de temps ou de longueur de texte, se fait ce devancement. Dans le cas, le plus fréquent, où les malades l'évaluent précisément en longueur de texte, on constaterait toujours, d'après F. Morel, que ce devancement, qui constitue l'écho, porterait sur trois ou quatre mots au maximum : il ne porterait jamais sur des syllabes. Ce qui revient à dire que l'écho de la lecture serait « entendu » comme un devancement de la lecture, mais un devancement ne portant que sur les mots et non sur des parcelles de mots, autrement dit des syllabes. En dehors de la « pensée — en mots — mentale », il n'y a pas d'écho, ce qui élimine tout écho syllabique.

On trouvera dans l'analyse de l'écho de la lecture, au cours de l'observation III (page ), un fait qui infirme ce point de vue.

Notre malade avait, en effet, un écho syllabique qu'il décrivait spontanément avec beaucoup de précision. D'autre part, quand ce délirant persécuté arrivait à la fin de la page, il « entendait » le mot se trouvant au verso qui, disait-il, lui était « soufflé comme par un démon subtil ». Cet énoncé du mot placé derrière la page a été signalé également par F. MOREL.

Il importe, après avoir traité ce premier point, de faire remarquer : 1° Qu'une analyse des caractères « acoustiques » de l'écho s'est avéré complètement stérile pour F. MOREL et pour nous ; — 2° Que, comme lui, nous avons constaté qu'il y avait, dans l'écho de la lecture, une impression de devancement et non de répétition ; — 3° Nous avons, cependant, acquis la notion que ce devancement n'existait pas dans tous les cas et que, très souvent, il s'agissait d'une co-lecture comme il peut s'agir d'une co-pensée, plutôt que d'un écho; — 4° Enfin, l'écho n'est pas toujours verbal, il est parfois syllabique, ce qui ne s'accorde pas avec une théorie qui voit dans « la transformation du signe graphique en mot, une « condition nécessaire à l'écho ».

### *B. L'écho de la lecture, de la pensée, considéré comme une « hallucination musculaire verbale »*

En abordant cette seconde partie, nous touchons au côté le plus original de la thèse mécaniste que nous analysons. Ce terme « d'Hallucination musculaire verbale » semble à F. MOREL beaucoup plus juste et plus près des faits d'observation directe que le terme « d'hallucination auditive verbale » de SÉGLAS, puisqu'il paraît exprimer « ces phénomènes élé-« mentaires indispensables pour que l'écho apparaisse en « terme de motricité et non de pure introspection ». Et il conclue : « Sur ce plan, les phénomènes d'écho se montre-« ront peut-être moins inaccessibles à l'observation directe, à « la mesure et à la vérification expérimentale ».

Nous suivrons notre auteur sur son propre terrain. A notre tour, nous allons examiner d'une part, si ces « phénomènes élémentaires » sont toujours liés à l'écho et, d'autre part, si leur co-existence avec l'écho implique forcément que celui-ci y prenne naissance.

En quoi consistent, tout d'abord, ces « phénomènes élémentaires », ces « conditions nécessaires » à l'apparition de l'écho ? F. Morel nous donne l'explication suivante : « les « plus importants de ces éléments de la sensibilité générale « constituant l'écho, doivent être recherchés dans les pro- « priocepteurs et, en particulier, dans les propriocepteurs des « appareils de la respiration, de la phonation et de l'articu- « lation verbale ». Ainsi, il a été amené à voir, dans l'écho, le produit d'une « mise en œuvre nécessaire bien qu'invisible » des appareils de l'articulation verbale et de la phonation.

Afin de vérifier expérimentalement cette théorie, l'auteur nous donne, dans le cours de son article, un certain nombre de cas d'observation. Pour des raisons de clarté, nous allons essayer de systématiser cette analyse et de grouper, en séries, les faits de même ordre constatés sur nos propres malades. Voici donc la série des preuves que l'on peut dégager au cours de l'exposé :

*Première preuve :* l'écho de la lecture a toujours un caractère verbal et non syllabique; la transformation en mots est nécessaire à la formation de l'écho. Nous avons cité, précédemment (au paragraphe A de notre analyse), le cas d'un malade (Observation III) qui présentait un écho à caractère de devancement syllabique, et nous en avons tiré les conclusions nécessaires (voir la conclusion 4, de ce paragraphe).

*Deuxième preuve :* Lorsque l'articulation du texte est rendue très difficile ou impossible, l'écho s'arrête (ainsi, lorsque l'on met les malades en présence de textes en langues étrangères). Notre persécuté de l'Observation III avait, spontanément, essayé de supprimer le devancement intolérable de la lecture, en lisant sa prière en latin, langue qu'il ignorait complètement et, surtout, qu'il croyait inconnue de son persécuteur. L'écho se produisait, dans cette lecture, malgré l'incapacité presque complète dans laquelle il se trouvait d'articuler un grand nombre de mots.

*Troisième preuve*, la plus importante et la plus démonstrative dans l'esprit de l'auteur : l'utilisation effective des appareils de la phonation supprime l'écho; donc l'écho provient d'une mise en marche plus ou moins consciente de ces appareils. C'est un phénomène psycho-moteur.

Avant de discuter l'exactitude de cette hypothèse — qui nous semble bien téméraire quant à sa conclusion — examinons sur quels faits elle s'appuie. Ils sont de deux ordres : que « l'utilisation » des appareils de la phonation se fasse dans le sens de leur inhibition (c'est ce qui se passe lorsque le malade arrête sa respiration, par exemple) ou, qu'au contraire, il articule à voix haute le texte qu'il lit. Nous avons longuement examiné nos malades à ces points de vue.

Remarquons d'abord, avec F. Morel, qu'en général les malades emploient, spontanément, les différents « trucs » pour arrêter l'écho et que, parmi ceux-ci, l'arrêt des appareils de phonation est le plus fréquent. Ce moyen, en effet, réussit dans un certain nombre de cas; puis, son efficacité devient moindre. Cet épuisement rapide de la valeur du système employé (arrêt de la respiration, par exemple) nous paraît très indicatif du mécanisme, comme on l'a vu dans l'observation II. Dans cette observation, l'usage spontané de ces artifices dont parle F. Morel, tels que l'arrêt de la respiration, ne sert ici que d'aliment à l'activité délirante du malade. Au moment de cet arrêt respiratoire volontaire, l'écho disparaît, certes, mais il est immédiatement remplacé par les voix douloureuses des persécuteurs qui souffrent de cette « privation ». Comment ne pas voir, dans cet arrêt voulu de l'écho, beaucoup plus une bienfaisante revanche du malade sur ces voix — si l'on peut ainsi s'exprimer — qu'un simple phénomène mécanique et moteur, paralysant les appareils de la phonation.

La disparition de l'écho est impossible à détacher autrement que par artifice de tout un réseau de significations délirantes. Sur le persécuté qui essayait d'arrêter son écho en lisant ses prières en latin, les divers artifices d'exclusion du nez et de la bouche, d'arrêt de la respiration, n'ont donné aucun résultat. Seul, pour ce malade très superstitieux, le sacrifice d'un pigeon avait permis d'arrêter cet écho pendant une soirée !...

Chez d'autres malades, nous arrêtons à volonté l'écho, par une simple intervention de notre part, en faisant porter l'attention du sujet sur des objets qui le transportent hors de la sphère délirante. Comment accepter, en présence de pareils cas, l'explication on ne peut plus nécessaire de F. MOREL, qui écrit : « Il semble que l'utilisation effective conti- « nue des appareils de phonation dans la lecture à haute voix, « produise des interférences telles, que seuls, les devance- « ments suffisamment éloignés de l'émission vocale arrivent « encore à émerger dans la conscience. » A tout prendre, si on allait trop loin dans cette voie, on commettrait la même erreur que celui qui voudrait expliquer les obsessions par l'étude physiologique des procédés conjuratoires des obsédés (1).

En réalité, nous pensons avoir déjà montré que le problème dépasse étrangement ces questions kinéto-verbales. La lecture, comme la pensée, est un acte infiniment plus global, qui ne se résume pas à quelques phénomènes moteurs. Du reste, F. MOREL est obligé de reconnaître, lui-même, que « l'immobilité « supprime momentanément, et très brièvement, l'écho, parce « qu'elle supprime la pensée » (2).

Nous sommes amenés, nous aussi, à dire après lui, que l'écho est supprimé parce que, momentanément, soit par l'immobilité, soit par toute autre cause, nous avons détourné l'attention du malade de sa pensée pathologique, c'est-à-dire de son activité délirante. Ce qui est essentiel, dans ces phénomènes d'inhibition motrice des organes phonateurs, ce n'est par un arrêt kinétique, mais bien un arrêt de la pensée pathologique — du délire, — par un acte de distraction. Tout ce qui arrive à occuper le malade, à concentrer son esprit sur une idée, sur un texte pris hors de l'ambiance délirante, supprime l'écho : ce qui explique combien ce phénomène, comme l'hallucination elle-même, reste rare quand le malade est devant nous, et pourquoi nous devons user d'artifices pour

(1) Voir Henri CLAUDE et Henri EY : Pseudo-hallucinations. Hallucinations.

(2) Voir : Ferdinand MOREL : Hallucinations auditives élémentaires. *Encéphale* 1936, tome II, p. 91.

le provoquer. Parmi ces moyens, nous savons très bien, par la pratique quotidienne des malades, qu'il n'en est qu'un qui réussit régulièrement : c'est de replacer le sujet dans son cadre délirant ; autrement dit, de le faire « halluciner » précisément parce que nous le faisons délirer. Au contraire, les auteurs d'une thèse mécaniste, niant ces faits, veulent voir, dans le délire, un état secondaire à l'hallucination. C'est ainsi, prétend F. MOREL, que la « lecture n'étant pas « comprise ni fixée par la mémoire, l'écho est éprouvé comme « étant l'œuvre d'une action étrangère ». On pourrait se demander pourquoi les alexiques ne sont pas toujours des délirants hallucinés !... C'est là, pour nous, l'erreur fondamentale d'études de ce genre qui, tout en se défendant de vouloir procéder d'une conception mécaniste des troubles mentaux, arrivent à voir, dans ces troubles, uniquement la résultante d'on ne sait quelle mécanique musculaire !

### C. Les aspects cliniques présentés, même s'ils sont constants, n'étayent en rien la thèse mécaniste. Nécessité, à nouveau formulée, de replacer l'écho de la pensée dans son cadre : le délire.

Nous voudrions dire, maintenant, combien ces analyses — si subtiles et si fines qu'elles soient — n'apportent aucune solution au problème des hallucinations chez les *délirants*. Elles peuvent seulement engager certains auteurs dans des « à peu près » physio-pathologiques, lorsqu'ils présentent leur conception « des échos ». Soulignons, dans cette dernière partie, que notre longue discussion des faits présentés par F. MOREL, ne vise pas à défendre notre théorie des états hallucinatoires. Nous avons voulu seulement vérifier, expérimentalement, des phénomènes qui nous étaient signalés. Nous ne saurions montrer un état d'ignorance systématique à l'égard de faits (1) qui, bien que paraissant étayer une théorie mécaniste de l'hallucination, ne sont en rien contradictoires avec notre conception. En quoi l'existence ou la

(1) ...Et encourir ainsi le reproche que nous n'avons pas hésité à adresser à certains auteurs dans le cours de ce travail.

non existence des phénomènes psycho-moteurs décrits par F. Morel est-elle en opposition avec une théorie dynamique des troubles qui intègre les instances sous-jacentes de la vie psychique dans le conditionnement organique ? Il est connu de tous que certains délirants présentent, au cours d'états hallucinatoires, des phénomènes visibles d'articulation verbale. C'est là ce qui a pu faire prendre l'halluciné en « flagrant délit » (Henri Ey) de création hallucinatoire. Création spontanée de « l'halluciné » qui ne saurait, certes, s'entendre comme la simple production motrice de « l'hallucination ». De telles expressions motrices, de tels phénomènes phonatoires, ne sont que le signe d'un trouble de la pensée et, ce trouble, c'est le délire.

De même que les côtés physiques et sonores de l'écho ont paru, à F. Morel, une « course au mirage », ses analyses — pour si précieuses qu'elles soient des mouvements d'articulation verbale — ne nous semblent pas pouvoir rendre compte « du mirage » et soulignent davantage l'esprit atomistique de l'auteur qu'elles ne démontrent l'origine mécanique du trouble décrit ! L'analyse de l'écho de la pensée et de la lecture, se réduit à bien peu de choses, nous semble-t-il, quand on veut l'isoler de son contexte : le délire. Au contraire, replacé dans le cadre de l'activité psychique, ce symptôme nous semble présenter un grand nombre d'interprétations possibles; soit qu'on le trouve dans des états « très neurologiques » — types états hallucinosiques — soit, au contraire, à l'autre extrémité de l'échelle, dans les délires chroniques où, sous cette simple phrase : « On répète ma pensée », nos malades mettent — comme nous l'avons vu — des sens tellement différents.

Pour résumer cette longue analyse critique du travail de F. Morel : nous sommes d'accord avec lui pour déclarer que nous ne pouvons accorder aucune valeur acoustique aux déclarations du malade et au terme d'écho qui ne peut être qu'une image. Par contre, nous ne le suivons pas dans sa *descriptions des faits :* 1° L'écho de la lecture et de la pensée nous paraît consister, aussi fréquemment, en une co-lecture et une co-pensée qu'en une répétition ou un devancement de la lecture ou de la pensée ; — 2° L'écho de la lecture et de la pensée s'accompagne toujours, nous semble-t-il, d'un sentiment pénible et parfois d'angoisse ; — 3° L'impression d'écho de la pensée peut se produire même au cours de l'inhibition de l'appareil phonatoire. Mais, certains malades parviennent à faire disparaître cette impression en utilisant des « trucs » analogues à ceux qu'emploient les obsédés ; — 4° Nous avons observé une certaine contingence dans les modalités du phénomène de devancement de la lecture (écho anticipé), en ce qui concerne les relations de cet écho avec la lecture des mots ou des syllabes.

Nous pouvons encore moins suivre F. Morel dans l'*interprétation* qu'il donne *des faits* observés : 1° Nos observations nous conduisent à concevoir le phénomène d'écho de la pensée comme un trouble beaucoup moins constant dans ses modalités, beaucoup plus inconsistant, beaucoup plus variable que ne le laisse supposer l'interprétation mécaniste. Il nous paraît que sous ce nom unique bien des troubles différents ont été décrits. Il nous semble que l'étude doit se faire, non pas par des détails « morphologiques », mais par une analyse structurale, des différents niveaux psychopathiques, ce que nous tenterons de faire à la fin de ce travail ; — 2° Les phénomènes d'écho de la pensée ou de la lecture, étudiés chez les délirants, se sont toujours montrés inséparables d'un réseau de significations délirantes. A ce point de vue, l'écho n'apparaît que comme un symptôme, parmi les autres symptômes, dont l'ensemble constitue le délire ; — 3° La pathologie du délire est irréductible à la simple apparition de symptômes positifs, mais exige l'étude des conditions négatives dont il dépend. L'interprétation mécaniste, par contre, en ignorant cette distinction, ne propose, comme explication du phénomène, que les détails de leur présentation et leur « génération spontanée » ; — 4° Les efforts si méthodiques tentés par F. Morel pour présenter l'écho de la pensée comme un phénomène simple, l'ont conduit à une description apparemment très précise de ce symptôme qui laisse toutefois pendante la question de l'origine mécanique ou non de l'écho de la pensée.

Les faits étudiés par F. Morel apparaissent en dernière analyse comme des manifestations des expressions kinétiques ou verbales d'un trouble plus global et plus profond. La pathologie d'un tel trouble ne peut être assimilée à la description de ces symptômes.

# III. L'ÉCHO DE LA PENSÉE EST-IL TOUJOURS RÉDUCTIBLE A DES INTERPRÉTATIONS OU A DES SENTIMENTS DÉLIRANTS ?

Nous avons vu que deux théories présentaient l'hallucination soit comme un sentiment pathologique (JANET), soit comme une interprétation intellectualiste (BLONDEL) : l'originalité du trouble consistant essentiellement dans la croyance du malade à la réalité objective de ces phénomènes. Disons tout de suite que nous sommes près d'eux lorsqu'ils voient dans le délire, la source de l'hallucination, en remarquant toutefois que certains délires chroniques présentent, au cours de leur évolution, des « moments féconds » avec *troubles négatifs* plus marqués (état oniriques, oniroïdes, anxiété, etc...). Ce sont essentiellement des faits de ce type et les considérations que nous avons données sur les états hallucinosiques qui nous séparent de P. JANET et surtout de BLONDEL. Ce dernier ne voit, dans le fait hallucinatoire, qu'une interprétation pure, sans aucune sensorialité réelle, où l'élément attitude est de premier plan. C'est un « négateur de l'hallucination », un « Noephème », comme dit QUERCY. P. JANET, lui, va moins loin que BLONDEL, il distingue les « troubles sensoriels », c'est-à-dire, nos hallucinoses des hallucinations-délires. Cependant, dans l'étude qu'il nous a donnée de l'écho de la pensée, cette distinction, à notre avis fondamentale, n'existe pas et c'est, en cela, que la critique adressée à la théorie de BLONDEL est également valable pour la sienne.

Nous pouvons dire que ces auteurs n'ont considéré l'écho de la pensée qu'au cours des délires chroniques et, qu'ainsi, ils ont complètement négligé de nous montrer les phénomènes de retentissement sonore de la pensée. Essayons tout de même de voir si leur conception du trouble permet d'expliquer son apparition dans les états hallucinosiques.

La thèse de BLONDEL refuse à l'hallucination tout caractère esthésique où les phénomènes de sonorisation de la pensée apparaissent comme doués d'une sensorialité indéniable. Dans la pensée normale, déjà, nous percevons parfaitement cet accompagnateur sonore. Au cours de troubles partiels des fonctions perceptives liées à des atteintes neurologiques, ce double aspect de la pensée apparaît encore plus nettement et les malades ressentent avec plus de force encore et plus d'esthésie ce que nous-mêmes pouvons éprouver soit dans les états de rêverie, soit au cours des phases hypnagogiques. Dans ce cas là, nous l'avons dit précédemment, MOURGUE a bien montré que l'on ne pouvait réduire le trouble à un effet mécanique, car il trouve encore dans la vie instinctivo-affective du sujet, des sources profondes. Mais, cette composante instinctive est elle-même liée à un état neuro-végétatif indéniable. Ces cas sont précisément ceux où l'écart organo-psychique est réduit au minimum et où toute explication aussi bien mécanique que psychogénique doit venir se heurter.

La théorie de P. JANET rencontre une difficulté identique. Mais il y a, dans la distinction faite par l'auteur entre la répétition de la pensée et le caractère objectif et odieux de l'écho de la pensée, un point de vue très proche, croyons-nous, de celui auquel nous arrivons nous-même par l'étude des faits.

Remarquons d'abord que le terme de répétition est vague, qu'il a des sens très différents suivant les malades (pour notre part, nous lui avons trouvé au moins neuf significations différentes). Aussi, croyons-nous plus fécond d'employer l'expression de dédoublement de la pensée. Les psychasthéniques qu'il nous présente formulent et répètent leurs moindres actes, soit oralement, soit surtout mentalement. Cette formulation et cette répétition inconscientes sont très proches par les mécanismes d'automatisme psychologique qu'elles mettent en jeu, des phénomènes que nous avons décrits au cours des états de rêverie et de « basse tension ». Nous avons vu que, là aussi, il y a un véritable dédoublement de la pensée, ses composantes sonores apparaissent plus nettes : on pourrait presque dire que nous pensons notre pensée et qu'ensuite nous l'entendons.

P. Janet semble voir cet aspect de dédoublement de la pensée comme différent d'un autre phénomène, la divulgation de la pensée, qu'il appelle : « le caractère objectif et odieux de l'écho ». Nous trouvons dans cette distinction fondamentale un point de contact entre la théorie de P. Janet et notre interprétation. Pour lui comme pour nous, l'écho de la pensée n'est pas un phénomène « simple » et « élémentaire », il entre sous ce terme, un certain nombre de significations en rapport avec l'état mental du malade. Cependant, entre les faits présentés par l'auteur pour retrouver « des sentiments d'emprise » et ceux que nous avons, nous-même, exposés, il existe une différence fondamentale. P. Janet ne nous a pas montré, malgré la précision et l'exactitude de ses descriptions cliniques, les « moments féconds » qui sont précisément des moments de basse tension psychologique qui rythment l'évolution des délires. Cette étude est cependant essentielle pour la compréhension d'un état délirant et des phénomènes qui s'y rapportent. La négation de toute sensorialité à l'écho, qui est la conséquence même de la théorie de P. Janet, ne peut être admise, même dans les états délirants, lorsqu'on étudie ces « moments féconds » au cours desquels le malade présente une « sonorisation de sa pensée » (Observations III et IV). Sans doute, plus tard, au cours de la dialectique délirante, l'analyse de P. Janet sur les sentiments d'emprise reste valable, mais elle ne peut tenir compte de cette « sensorialité vécue » au cours d' « *erlebnisse* » fondamentaux.

L'explication de l'écho de la pensée par un sentiment pathologique permet, sans doute, de rendre compte des phénomènes de divulgation de la pensée ; elle ne peut être une théorie générale de l'écho dans ses significations différentes aux divers niveaux de dissolution de l'activité psychique. C'est à l'esquisse d'une telle explication que nous allons maintenant consacrer la dernière partie de notre étude.

*QUATRIÈME PARTIE*

# ESSAI CONSTRUCTIF

## ESQUISSE D'UNE THÉORIE DYNAMIQUE DES PHÉNOMÈNES CONNUS SOUS LE NOM « D'ÉCHO DE LA PENSÉE » (1)

Nous avons ainsi « fait le tour » des faits et de leurs interprétations théoriques. Avant de dégager ce qu'il y a de commun aux faits, voyons ce qu'il y a de commun à toutes les théories. Une chose nous frappe en effet : tous les auteurs, même quand ils tentent de ramener l'écho de la pensée à un pur déclanchement kinéto-idéo-verbal d'origine mécanique, tous font appel aux instances sous-jacentes de l'activité psychique pour expliquer l'écho. Que ce soit sous le nom de « sentiment d'emprise », « d'interprétation délirante » ou « d'Automatisme Mental », tous sans en apercevoir peut-être le caractère fondamental, soulignent que ces symptômes sont en relation avec la *pensée inconsciente*. Ce qui distingue leurs opinions c'est que les uns, comme P. Janet et Blondel, ont en

(1) Cette partie constitue l'application à « l'écho de la pensée » d'une théorie dynamique de l'hallucination développée par Henri Ey dans ses travaux les plus récents sur les troubles psycho-sensoriels. C'est en plein accord avec lui que nous présentons ici cet essai — base de recherches ultérieures.

vue la valeur sociale de l'inconscient, d'autres, l'organisation instinctivo-affective de l'inconscient (H. CLAUDE), d'autres enfin, son seul caractère automatique (G. DE CLÉRAMBAULT). Sous cette apparente, ou tout au moins superficielle variété, il existe entre tous les travaux sur ce thème, de SÉGLAS à F. MOREL, une certaine unité de vue, à telle enseigne qu'il ne serait pas difficile de montrer comment tel ou tel auteur abandonne son système pour une conception opposée. Cette démonstration serait particulièrement aisée pour G. DE CLÉRAMBAULT qui, soucieux de présenter le phénomène comme une néo-production, finit par *juxtaposer* à la personnalité consciente, à titre de personnalité seconde, ce que, généralement, on inclut dans la profondeur d'une même personnalité : la personnalité inconsciente. C'est dire qu'après nous être livré à des critiques, peut-être parfois trop vives, des théories des uns et des autres, il nous plaît de souligner que, sous les diversités des conceptions et des perspectives, se dégage un effort commun de compréhension.

Ne serait-ce pas, alors qu'il y a, à travers tous les phénomènes décrits sous le nom d' « écho de la pensée », quelque chose qui leur est commun, une sorte d'identité de nature ? Certes, nous avons montré que, sous cette désignation, sous ce même mot, se cache une diversité de troubles. L'écho de la pensée n'est pas un phénomène en toute circonstance et en tout temps, toujours semblable à lui-même. Il se présente sous des formes multiples. Nous allons essayer de retrouver, sous ses différents aspects, ce qu'il y a d'essentiel et d'identique, en le oumettant à une brève analyse phénoménologique.

# I. PHÉNOMÉNOLOGIE DES DIVERSES FORMES DE L'ÉCHO DE LA PENSÉE

Tantôt le sujet se plaint d'un dédoublement de sa pensée tel que, lorsqu'il pense, il entend à la fois, simultanément et successivement, cette même pensée se formuler avec ses qualités plus ou moins auditives.

« Je pense. Il me vient une pensée et, pendant que je la « pense, elle se répète, ou, dès que je l'ai pensée, elle se répète « ou est répétée. Il y a comme une cascade de pensée qui « correspond à ma pensée. Elle n'est plus « une » et à moi. « Elle devient à la fois la mienne et celle d'autrui ou, après « avoir été la mienne, elle devient celle d'autrui. Ma formule « idéo-verbale se dédouble comme mon image dans un miroir. « Il y a un perpétuel reflet, un perpétuel « écho de la « pensée ».

Tel est le phénomène du *dédoublement de la pensée* envisagé au point de vue phénoménologique. Que pourrions-nous dire de cet aspect de l'écho ? La pensée du sujet résonne étrangement dans sa conscience, il prend pour deux pensées sa pensée. Il sent ou il entend en partie double, sa simple pensée. Pouvons-nous, cependant, nous représenter une pensée comme une simple ligne tracée d'un seul trait ? N'est-il pas plus exact de nous l'imaginer comme un acte qui comporte une suite d'expressions, une diversité d'intuitions et d'opérations ? Le dédoublement de la pensée n'apparaît plus alors comme étrange, il représente une « expérience vécue », un processus que la conscience normale exclue ou, si l'on veut, « scotomise ».

D'autre fois, le sujet se plaint du retentissement sonore que font ses pensées : « Quand je pense, ma pensée devient « sonore. Ma pensée s'entoure d'une sorte de halo sonore. « Ma pensée n'est plus silencieuse, elle parle. Je la parle, ou « me la parle. Elle retentit. Elle fait éclater ma tête sous le « bruit. Elle explose. »

Tel est le phénomène de la *sonorisation de la pensée.* Tout ne se passe-t-il pas comme si les implications sonores de notre pensée prenaient, dans ce cas, une valeur accrue ? Pouvons-nous ne pas sentir nous-même, la manière de bruissement indistinct, le potentiel sensoriel que porte en germe tout contenu de conscience et, spécialement, notre langage intérieur ? Ne semble-t-il pas que les trésors de son que contiennent, comme des images sonores, les mots, les phrases, les intentions verbales que nous formulons, se trouvent délivrés et s'échappent chez de tels malades comme ils s'échappent parfois lorsque nous nous endormons ? Ce n'est pas un son nouveau qui emplit la conscience, c'est le son comprimé par l'exercice de notre pensée normale et vigile qui se libère et se valorise de si étrange façon.

Ecoutons encore celui-ci : « Quand je pense, j'ai l'impres- « sion que ma pensée est diffusée 50 fois ! Je pense, je « formule pour moi-même, en moi-même, et ma pensée sort « de moi. Je pense, je discours, et voilà que ce discours se « prolonge, bondit, rebondit en multiples ricochets. Je pense « et ma pensée s'envole, elle se perd dans l'espace matériel et « social. Elle pénètre dans le monde ». C'est la *diffusion de la pensée.* N'est-ce pas, là encore, le développement anormal d'une « expérience vécue » inhérente à toute pensée formulée ? Je pense ceci sous cette forme, cela n'est-il pas déjà une préparation vers l'expression pour les autres. Si je parle avec moi, n'est-ce pas une formulation prenant déjà le chemin du dehors ? Cette pensée que je sens en moi, n'est-ce pas déjà qu'elle prend son vol sur les ailes du discours verbal ? N'est-ce pas là, encore, la valeur anormale que prend cette « expérience » qui en fait le caractère pathologique ?

« Quand je pense, ma pensée est prise et me revient. » « Je pense, et ma pensée, telle un « boumerang » me revient. « Je pense une chose, je la formule, et, à peine l'ai-je for« mulée, que je la recapte. Pensée par moi, elle est encore « pensée et parlée à l'extérieur de moi. Je ne pense pas, « j'entends. » C'est la *réflexion de la pensée*. Ce qui se passe dans l'esprit de ce malade, c'est quelque chose comme la perception de la qualité du langage qui nous fait employer le mode réfléchi : « Je me vois... Je me représente... etc... ». Ne s'agit-il pas, là encore, d'une donnée immédiate de notre conscience, que la maladie déforme et grossit ?

Cet autre malade déclare : « Quand je pense, on connaît « ma pensée et on y répond. Je pense, et un interlocuteur « invisible se fait l'écho de ma pensée. Ma pensée trouve « immédiatement une oreille qui l'écoute et une langue pour « lui répondre. Je m'interroge, et déjà ma question est devi« née. J'hésite, et déjà je reçois une réponse. Sans même « qu'elle s'achève, ma pensée touche à son but et obtient « une réponse. » C'est la *réponse à la pensée devinée*. Ici, l'intention du malade englobe dans sa pensée son interlocuteur, première forme sociale de l'écho de la pensée. Il y a quelqu'un qui lit sa pensée, assiste à sa formation et, déjà, ferme le cycle, en l'achevant par sa réponse : sorte de génie indiscret et habile, qui ne peut être autre que celui là même que tout homme porte dans la dualité de sa vie psychique où, penser, c'est toujours parler à quelqu'un. Là encore, n'assistons-nous pas à l'objectivation la plus authentique du sujet lui-même qui se parle en pensant ?

Voyons encore une autre formule : « Quand je pense, on « répète aux autres ma pensée. » «C'est une série d'intermé« diaires indiscrets qui s'emparent de ma pensée, se la « passent, la diffusent, la propagent. Ma pensée court sur « toutes les lèvres, elle va d'oreille en bouche, se multiplie « et grossit comme la calomnie. » *Telle est la divulgation de la pensée*. Ici, les interlocuteurs sont multiples, le jeu hostile. Nous sommes loin de la simple libération des instances matérielles du langage extérieur. Il s'agit de la projection d'une crainte bien humaine : celle de voir dévoiler sa pensée, de se voir démasqué, mis à nu. Nous sommes en plein délire.

« Quand je pense, quand je lis, on commente ma pensée, « ma lecture. Je ne suis pas seul, en « tête à tête » avec « moi-même. Un intrus, un témoin indiscret « orne » *ma* « pensée ou *ma* lecture de réflexions, y mêle *sa* pensée et *sa* « parole. » C'est le *commentaire de la pensée et des actes.* C'est aussi l'effraction la plus complète de la personnalité, l'intolérable supplice de la pensée « à claire voie », qui ne s'appartient plus. Comment ne pas se rappeler, là encore, qu'être seul, « en tête à tête », c'est toujours être plusieurs ? C'est peupler toujours sa pensée et ses actions d'interlocuteurs imaginaires, c'est mêler sa pensée, ses lectures et ses actes à ceux d'un « socius » ? Ne suivons-nous pas, ici, la projection dans le délire « d'expériences psychiques » que nous éprouvons tous ?

« On énonce tout ce que je fais, en disant « je », et non « il ». « Il y a une sorte de double de moi-même, qui s'agite « comme moi, me copie, m'imite si parfaitement qu'il énonce « comme moi j'énoncerais mes propres actes. » C'est la *formulation redoublée des actes.* Ici, ce n'est pas la partie du sujet qui représente autrui dans le langage intérieur, c'est le « je » lui-même qui se projette dans son image double. C'est l'affirmation, l'énoncé de l'acte qui est projeté pour mieux faire saisir encore la participation réelle que l'halluciné prend à son hallucination.

« Ils me parlent et on répète ce que l'on dit. » « J'entends « une voix, et elle-même est répétée. » C'est *l'écho de l'hallucination* qui vient encore témoigner, rapproché des phénomènes précédents, que l'hallucination se comporte, elle-aussi, comme une pensée du malade, et qu'elle peut subir, elle aussi, les mêmes valorisations morbides que les autres éléments du langage intérieur.

Ainsi, la formule générale de tous les phénomènes se réduit toujours à ceci : *le malade vit, d'une manière anormale, son langage intérieur.* Certes, nous aurions pu multiplier encore les aspects cliniques de l'écho de la pensée, mais déjà, par l'analyse phénoménologique que nous venons d'en faire, on peut se rendre compte que toutes ces formes sont intriquées. Cela nous suffit pour montrer, jusqu'à l'évidence, la substantielle unité de ces « expériences psychiques », groupées sous le nom d'écho de la pensée. Cela suffit surtout à nous montrer que le « dénominateur commun » n'est pas ou ne peut pas être un simple phénomène sensoriel (d'irritation ou de « dérivation ») juxtaposé à la pensée normale. Le « dénominateur commun » est et ne peut être que la libération des instances diverses impliquées dans l'unité de la pensée normale.

Par là, nous semble-t-il, nous touchons à la nature la plus essentielle des phénomènes éprouvés par le malade et décrits, selon lui, comme « écho de la pensée ». Il s'agit là d'une projection et d'un dédoublement essentiellement hallucinatoire. Si nous nous référons à ce que H. Ey a écrit à plusieurs reprises, et notamment dans ses derniers travaux (1) sur la nature illusionnelle de l'hallucination, peut-être pouvons-nous mieux saisir encore le sens de ce trouble. Qu'est-ce, en effet, qu'une *illusion perceptive ?* « C'est la projection de valeurs subjectives dans le champ perceptif. » C'est bien ainsi que se présente toute hallucination qui n'est que « l'espèce pathologique d'un genre, celui de l'illusion des sens ». Or, si l'on a pris l'habitude de considérer l'illusion *senso-strictu*, c'est-à-dire uniquement dans le champ perceptif externe, si l'on n'a pas pris garde que le champ interoceptif exigeait, à propos des hallucinations cœnesthésiques, que soit reconnue la nature illusionnelle des troubles psycho-sensoriels, on a presque toujours méconnu qu'il y avait un champ interoceptif psychique auquel correspond notre langage intérieur.

La perspective illusionnelle, les valeurs perceptives erronées qui constituent les illusions de la perception du langage intérieur sont multiples. Elles englobent toute la pathologie de l'hallucination verbale sous ses multiples aspects. L'écho

(1) Henri Ey : Structure illusionnelle de l'Hallucination. Congrès International de Psychologie, 1937.
— Physiopathologie de l'activité hallucinatoire (*Ev. Psychiatrique*, 1938).
— Esquirol et le problème des hallucinations (*Evolution psy-*

de la pensée envisagé dans ses diverses formes n'en est qu'un cas particulier. Nous pourrons le définir avec rigueur, comme une **illusion de dualité et d'étrangeté du langage intérieur.**

Nous pouvons, maintenant, tenter l'étude de cette illusion dans le cadre d'une conception dynamique jacksonienne et, notamment, au double point de vue des troubles négatifs et positifs et de la distinction fondamentale des dissolutions fonctionnelles isolées et uniformes (1).

(1) Cette partie, pour être compréhensible, suppose la connaissance de la théorie Jacksonienne, telle que l'ont exposée Ey et Rouart (loc. cit.).

# II. LES TROUBLES NÉGATIFS DE L'ÉCHO DE LA PENSÉE

Les faits que nous avons étudiés, se détachent en une série de dissolution des fonctions psychiques qui sont de deux types.

Dans certains cas, rares, il s'agit de *dissolution fonctionnelle isolée,* faisant régresser les fonctions du langage intérieur jusqu'à les dissoudre en ses composantes élémentaires. Le type de ces dissolutions, nous est donné dans le cas de KLEIN et de F. SANZ, ainsi que dans l'observation expérimentale de HOFF et SILBERMAN. Il se produit, au cours de lésions morbides ou expérimentales, une modification importante de la conscience du langage qui s'exprime tantôt par un sentiment d'étrangeté, tantôt par des troubles négatifs plus importants de l'ordre agnoso-apraxique et, peut-être aussi, dans les fonctions qui assurent les opérations gnosiques et d'orientation temporospatiales. Ceci est comparable à ce qui paraît se passer au cours des phases hypnagogiques où, peut-être, certaines parties du cerveau s'« endorment plus tôt », c'est-à-dire, sont frappées électivement du processus d'inhibition corticale que représente le sommeil. Ces cas sont rares dans la littérature, et leur observation est très difficile en clinique. On peut se demander si cela ne vient pas du fait qu'au cours des modifications, souvent brèves et profondes de la conscience, les sujets ne fixent pas, n'analysent pas de telles illusions. Il faut, en effet, souligner que ces troubles, dans la sphère acoustico-verbale, frappent peut-être moins que les hallucinations de la sphère visuelle.

Une autre catégorie de faits paraît devoir rentrer dans ce groupe des troubles négatifs à forme de dissolution isolée: ce sont les troubles de la sphère auditive proprement dite, et, notamment au cours de certaines hypoacousies en rapport avec des *lésions otitiques unilatérales*. Les observations que nous avons rapportées à ce sujet sont intéressantes. Elles ne sont pas très démonstratives, on ne peut se défendre de penser que, dans ces cas, l'analyse clinique a été insuffisamment poussée, en raison de préjugés théoriques, dans le sens du délire. Celui-ci ne peut évidemment pas être considéré comme résultant d'une dissolution fonctionnelle isolée, car il serait alors incompréhensible que tous les cas de ce genre ne « passent » pas au délire.

A l'opposé de ces cas, les troubles négatifs se présentent souvent comme des *dissolutions uniformes* de l'activité psychique et de la personnalité. Dans ces cas, ce qui est essentiel, ce n'est pas tel trouble isolé des fonctions acoustico-verbales, gnosiques ou phasiques, mais la régression de l'activité psychique et de la personnalité vers des niveaux structuraux psychopathiques allant des délires jusqu'aux états confuso-démentiels. L'écho de la pensée fait partie alors d'une modification globale de la sphère psychique. Prenons deux types de ces dissolutions : la paranoïa et la schizophrénie.

*La paranoïa* (1) ou délire clair, lucide, cohérent, se développe comme une construction anormale de la sphère des croyances, des convictions du sujet sur le plan de l'affectivité. L'activité psychique a perdu son pouvoir de répression et de contrôle à l'égard des fictions. Mais, cette absence de contrôle n'est cependant pas totale, comme dans les états schizophréniques typiques dont nous parlerons tout à l'heure. D'où l'apparence raisonnante et dialectique de la construction délirante. Mais il suffit d'examiner attentivement ces malades (et notamment l'observation I), pour s'apercevoir que les troubles négatifs sont cependant, au cours de l'évolution de ces psychoses, beaucoup plus fréquents qu'on se l'imagine souvent. C'est ainsi que des « moments féconds » avec troubles de la conscience (états oniroïdes, états subconfusionnels, états d'anxiété, etc...) constituent des phases d'organisation de l'activité délirante, phases au cours desquelles l'écho de la pensée

(1) Rappelons encore que la paranoïa est, au sens fort ancien, récemment restauré par les travaux de CLAUDE et de son école, une forme délirante dont le caractère hallucinatoire fréquent n'est pas suffisant pour servir de base à l'étude des structures délirantes (cf. la thèse de Ch.-H. NODET).

prend les formes les plus sensorielles et les plus rudimentaires (sonorisation, diffusion, etc...). A ces moments féconds, qui correspondent à une dissolution plus profonde, succède l'organisation des thèmes délirants qui projettent, sur le langage intérieur, des illusions d'écho d'un caractère plus dialectique (divulgation, réponse à la pensée devinée, commentaires, etc...).

*Dans les états schizophréniques*, les troubles négatifs solidaires de l'état de dissolution uniforme de l'activité psychique caractéristique de ce niveau, sont constitués par tous les signes de dissociation ou de désagrégation schizophrénique (incohérence idéo-verbale, troubles du cours de la pensée, etc...). Les troubles négatifs de ces niveaux s'accompagnent parfois de troubles d'un niveau plus profond, bien connus de tous les cliniciens qui savent combien des états de stupeur catatonique, de confusion, de dépersonnalisation, s'observent fréquemment, à titre de phase aiguë, au cours des évolutions schizophréniques. Tous ces troubles plongent la conscience des malades dans une sorte d'état crépusculaire permanent, autistique, où les « expériences vécues » des diverses formes d'écho peuvent affecter des aspects variés mais ont, surtout, des significations complexes, enchevêtrées à toute la pensée délirante (1).

(1) C'est là le sens de la thèse si pénétrante de Paul Balvet sur « Le Sentiment de dépersonnalisation dans les délires de structure paranoïde » (Lyon, 1936).

# III. LES TROUBLES POSITIFS DE L'ÉCHO DE LA PENSÉE

La part subsistante de l'activité psychique est nécessaire à chaque niveau structural ou à chaque forme de dissolution pour que naissent des symptômes. C'est cette part subsistante qui représente la libération des instances sous-jacentes de l'activité psychique, dont l'émergence à la conscience constitue l'expérience vécue sous forme d'écho de la pensée : Ce que le malade éprouve, c'est une série de contenus de conscience anormaux dont il fait ensuite le récit. Dans l'analyse phénoménologique que nous avons faite précédemment, nous avons décrit sous le jour le plus « vivant » possible, toutes ces « expériences vécues ». Nous devons nous demander ici comment peut se concevoir cette présentation à la conscience des « expériences vécues » de l'écho de la pensée !

Rien ne nous paraît plus vain et erroné que de s'imaginer que de telles « expériences » sont le résultat direct d'une lésion créée de toute pièce par un processus « histologique » pour si « subtil » que l'on puisse se le représenter. Tout, au contraire, nous incite à chercher dans les profondeurs de la vie psychique, la matière et, pour ainsi dire, l'objet de cette source d'illusions dont émane l'écho de la pensée.

C'est donc dans la structure même des hiérarchies fonctionnelles qui constituent le langage, que nous devons chercher l'explication des contenus de conscience de l'écho de la pensée. Il y a lieu, à ce sujet, de considérer le langage et, notamment, le langage intérieur, sous deux aspects : le matériel kinéto-acoustico-verbal du langage, et ses fonctions d'expression.

Le matériel réflexe associatif du langage inscrit si profondément, si « anatomiquement », peut-on dire, dans les centres cérébraux à leurs divers étages, est un instrument dont l'exercice échappe généralement et normalement, dans sa plus grande partie, à la conscience. Parler ou « parler à part soi », c'est laisser se dérouler automatiquement une quantité « d'opérations silencieuses » que nous ne percevons pas.

Au cours des dissolutions fonctionnelles de l'activité psychique et des fonctions acoustico-verbales, ce matériel inconscient, émerge à la conscience sous forme de « contenus », d'images, d'impressions inhibées par la conscience normale. Nous pouvons rappeler ce que nous avons déjà dit de l'implication sonore du langage libéré dans certaines formes d'écho de la pensée. Au cours des dissolutions qui entraînent les phénomènes d'écho, *tout se passe comme si* la pensée refluait, du niveau normal d'inhibition de la pluralité des fonctions du langage, vers une conscience des implications automatiques de l'activité verbale. De tels troubles primitifs s'observent spécialement, soit au cours des dissolutions profondes isolées (hallucinoses), soit au cours des dissolutions profondes uniformes (états confuso-oniriques) ; ils consistent, comme nous l'avons montré, en une sonorisation, un dédoublement, une diffusion, une réflexion de la pensée. En tant que fonction d'expression, le langage représente la formule consciente et plus ou moins volontaire des idées et des désirs. C'est-à-dire que, à ce point de vue, la fonction d'expression verbale est soumise à celle de l'expression de la vie inconsciente. Certes, le langage n'est pas seulement le langage de l'inconscient, mais il est toujours en relation avec l'inconscient. Ne pas admettre cela, c'est se rendre absolument inintelligible des productions psychiques comme le rêve, les rêveries et, notamment, les délires. Si certains auteurs paraissent renoncer facilement à une pareille compréhension, il n'est pas exact qu'ils puissent, effectivement, méconnaître des faits aussi simples et aussi évidents que les tendances mégalomaniaques sous-jacentes à l'idée de persécution, ou la culpabilité sous-jacente à l'idée de damnation ou, encore, l'érotisme sous-jacent au viol délirant, même lorsque mégalomanie, culpabilité ou érotisme ne sont pas conscients. Il est, croyons-nous, impossible de comprendre un délire sans la notion de l'inconscient, comme est incompréhensible également toute impulsion « immotivée » ou tout langage symbolique.

Dans le cas particulier qui nous occupe, les expériences délirantes de l'écho de la pensée sont également inintelligibles sans la notion d'inconscient. C'est faute de l'admettre que Clérambault, comme nous l'avons déjà souligné, a été obligé de juxtaposer à la personnalité consciente, une personnalité seconde dont on s'explique mal la nature exclusivement mécanique. Le langage intérieur exprime particulièrement, sous ses formes les plus automatiques, la projection de l'inconscient. C'est cette pression qui, dans les états de dissolution psychique uniforme, est éprouvée par le malade, comme une doublure, un double de sa pensée qui s'oppose à lui, se profile à côté de lui, lui échappe ou se tourne contre lui dans les expériences vécues des formes complexes de l'écho (divulgation, commentaires et formulation redoublée des actes).

# IV. PATHOGÉNIE DES DIVERSES FORMES « D'ÉCHO DE LA PENSÉE »

Nous allons essayer de résumer notre conception pathogénique des diverses formes structurales de l'écho de la pensée :

1° *L'écho de la pensée hallucinosique dû a une dissolution isolée :*

Le trouble *négatif* coïncide avec une dissolution isolée de type neurologique des fonctions acoustico-verbales, par suite de lésions centrales, spécialement temporales et, peut-être aussi, de lésions unilatérales de l'appareil acoustique.

Sous son aspect *positif,* l'illusion d'écho se présente dans ses formes les plus simples, les plus esthésiques et les plus rudimentaires (expériences vécues de sonorisation, de dédoublement, de « diplacousie »). De telles expériences restent sans retentissement psychique. Elles sont généralement brèves.

2° *L'écho de la pensée, activité hallucinatoire au cours des dissolutions uniformes des divers niveaux psychopathiques :*

Les troubles *négatifs* varient avec les divers niveaux moyens de dissolution (paranoïa, schizophrénie). Ils peuvent, au cours de la psychose, être transitoirement d'un niveau plus profond que le niveau moyen (« moments féconds » des délires).

Les aspects *positifs* de l'illusion d'écho de la pensée varient selon la profondeur de la dissolution et, notamment, selon qu'il s'agit « d'expériences vécues » dans des moments féconds (l'expérience vécue de sonorisation, de dédoublement, de réflexion, de diffusion), ou qu'il s'agit de niveau moyen de la psychose paranoïaque ou schizrophrénique. Dans ce dernier cas, on voit beaucoup moins « d'expériences vécues » que *d'attitudes de projection délirante,* créatrices d'illusions comme la divulgation, le commentaire ou la formulation redoublée des actes et, plus rarement, la répétition.

⁂

En terminant cette étude, nous pouvons dire, pour reprendre l'idée développée dans notre introduction, que notre théorie dynamique de l'écho de la pensée ne peut être conçue comme une explication « mécanique » ou « psychogénique » du « fameux symptôme ». Elle fait appel à un *conditionnement organique* sans lequel toute dissolution uniforme ou isolée de l'activité psychique est incompréhensible.

# CONCLUSIONS

1° Au terme de cette étude, nous proposerons de définir l'expression pittoresque « d'écho de la pensée » : **une illusion de dualité et d'étrangeté dans la perception du langage intérieur.**

2° Cette illusion se présente sous des formes phénoménologiques multiples. Quelques-unes sont caractéristiques de la libération des éléments automatiques impliqués dans la pensée normale : ce sont le dédoublement de la pensée, la sonorisation de la pensée, la diffusion de la pensée, la réflexion de la pensée.

D'autres sont inséparables d'un réseau de significations délirantes. Parmi celles-ci, nous avons distingué : la réponse à la pensée devinée, la divulgation de la pensée, la formulation redoublée des actes, le commentaire de la pensée et des actes, et, enfin, l'écho de l'hallucination elle-même.

3° L'illusion d'écho de la pensée doit être étudiée dans une double perspective : *a)* Au cours des dissolutions partielles des fonctions acoustico-verbales (états d'hallucinose), où se rencontrent les formes les plus sensorielles ; *b)* Au cours des états de dissolution uniforme de l'activité psychique (troubles hallucinatoires). Chacun de ces groupes de faits comporte, comme le veut une théorie dynamique de l'hallucination, l'étude des aspects négatifs (déficit fonctionnel) et positifs (part psychique subsistante) du niveau psychopatique considéré. L'aspect négatif de ces troubles correspond à leur conditionnement organique ; l'aspect positif, à l'émergence des éléments inconscients du langage intérieur.

4° Au cours de l'étude des différentes structures délirantes — paranoïaque ou paranoïde, — l'illusion d'écho de la pensée s'est montrée étroitement liée au délire vis-à-vis duquel elle ne se présente pas comme un phénomène « primitif », mais comme secondaire. Ceci est conforme à la conception de M. Claude, qui a réuni sous le nom de « *Syndrôme d'action extérieure* » l'ensemble indissoluble des divers aspects hallucinatoires du délire.

5° Même sous ses formes hallucinosiques les plus simples, il n'est pas possible de considérer l'illusion d'écho de la pensée comme un phénomène mécanique ; il ne peut être envisagé que comme le produit d'une libération des éléments de la vie inconsciente.

# RÉFÉRENCES BIBLIOGRAPHIQUES

Nous ne donnons ici que la liste des principaux travaux consultés. Une bibliographie, sur l'écho de la pensée, qui viserait à être complète, ne serait qu'une énumération des innombrables publications sur le problème de l'hallucination. Pour cela, nous renvoyons à l'imposante bibliographie du livre de MOURGUE, qui contient près de 1.000 références.


BALLET (G.). — Hallucinations verbales psycho-motrices chez les persécutés. *Semaine Médicale*, 1891, page 441.

BALVET (P.). — Le sentiment de dépersonnalisation dans les délires de structure paranoïde. Thèse, Lyon, 1936.

BECHTEREW. — Sur le fait d'entendre sa propre pensée. Article en russe « *Obsorzenie Psychiatrie* », 1896, n° 10, analysé in Neurol-Centralblatt, 1897, page 277.

BECHTEREW. — Sur l'audition de sa propre pensée. *Arch. für Psych.*, 1898.

BLONDEL (Ch.). — Paranoïa et hallucinations. *Encéphale*, mai 1910.

BLONDEL (Ch.). — La conscience morbide. Alcan, 1914.

BLONDEL (Ch.). — Paranoïa et hallucinations. *Encéphale*, 1910, tome I, page 812.

BURCKARD. — Les conceptions psychiatriques de Wernicke. Thèse, Strasbourg, 1931.

CEILLIER (A.). — Recherches sur l'Automatisme psychologique. *Encéphale*, 1927, page 291.

CEILLIER (A.). — Les influencés. *Encéphale*, 1924.

CHASLIN. — Rapport du délire et de l'hallucination. *A.M.P.*, 1890.

CLAUDE (H.). — Diagnostic et valeur sémiologique des manifestations hallucinatoires. *Journal Médical Français*, mai 1924, page 169.

CLAUDE (H.). — Mécanisme des Hallucinations. *Semaine des Hôpitaux*, avril 1926, page 170.

CLAUDE (H.) et SCHIFF. — Délire d'interprétation à base affective, de Kretschmer et ses rapports avec le syndrôme d'action extérieure. *Encéphale*, mai 1928, page 411.

CLAUDE (H.). — Syndrôme d'action extérieure. *Encéphale*, 1930, page 345.

CLAUDE (H.). — Mécanisme des Hallucinations. *Encéphale*, mai 1930, page 348.

CLAUDE (H.). — Syndrôme d'action extérieure. *Progrès Médical*, juin 1930, page 1015.

CLAUDE et EY. — Hallucinose et hallucination. Les théories neurologiques des phénomènes psycho-sensoriels. *Encéphale*, 1932, page 361.

CLAUDE (H.). — Des variétés du syndrôme dit hallucinatoire. *Arch. Suisses de Neur. et de Psych.*, 1933, XXXII-2, p. 309.

CLAUDE (H.) et DUBLINEAU. — Intuitions délirantes, obsessions et syndrôme d'action extérieure. *Encéphale*, 1933, I, page 350.

CLAUDE (H.). — Remarques sur les états dits hallucinatoires et leur rapport avec le fond mental du sujet. *Progrès Médical*, 1935, I, page 954.

CLAUDE (H.) et DURAND (Charles). — Remarques critiques sur la théorie mécaniste de l'écho de la pensée. *Encéphale*, 1939.

CLÉRAMBAULT (G. DE). — Les psychoses hallucinatoires chroniques. *Soc. Méd. Ment.*, décembre 1923-janvier 1924.

CLÉRAMBAULT (G. DE). — Congrès de Blois 1927 : Discussion du rapport sur l'Automatisme Mental.

CLÉRAMBAULT (G. DE). — Syndrôme mécanique de psychoses hallucinatoires chroniques. *A.M.P.*, 1921, page 399.

CLÉRAMBAULT (G. DE). — Psychose à base d'automatisme. *Pratique Médicale Française*, mai 1925-juin 1926.

CRAMER (August). — Die hallucinationen im Muskelesinn bei Geisteskanken und ihre Klinische Bedeutung. Em Beitrag zur Keuntniss der paranoïa (Freiburg i. B., 1889).

DELMAS (A.). — A propos de l'Automatisme Mental. *A.M.P.*, 1927, page 224.

DOLLKEN. — Les hallucinations et le « Gedankenlautwerden ». *Arch. fur Psych.*, 1908, T. XLIV, pages 425 à 452.

EY (H.). — Hallucination et délire. Alcan, 1934.

EY (H.). — Brèves remarques sur les rapports des états psychopathiques avec le rêve et les états intermédiaires au sommeil et à la veille. *Ann. Méd. Psych.*, I, juin 1934.

EY (H.). — La discussion de 1855 à la Société Médico-Psychologique. *A.M.P.*, 1935, T. I, page 584.

EY (H.) et ROUART (J.). — Essai d'application des principes de Jackson à une conception dynamique de la neuro-psychiatrie. *Monographie de l'Encéphale,* 1937.

EY (H.). — Les problèmes physiopathologiques de l'activité hallucinatoire. *Evolution psychiatrique,* 1938, T. II, page 55.

EY (H.). — Conférences de psychiatrie (inédites).
Troubles psycho-sensoriels.
Psychopathologie des délires chroniques.
Psychoses paranoïaques. Paraphrénies.

GELLE. — Hallucinations constantes de l'ouïe chez une aliénée de La Salpêtrière; état de l'appareil auditif. *Soc. de Biologie,* 1879.

GUIRAUD (P.). — Les délires chroniques. *Encéphale,* 1925.

GUIRAUD (P.). — Encyclopédie française : La vie mentale, 1938. Article sur les hallucinations.

HEUYER (G.). — Le devinement de la pensée. *A.M.P.*, 1926, p. 340.

HEUYER (G.). — A propos de la critique de M. Ceillier sur l'Automatisme Mental. *Encéphale,* 1927, page 474.

HEUYER (G.). — Conférence sur l'Automatisme Mental. *Journal de Neurologie et de Psychiatrie belge,* 1934.

HEVEROCH. — Sur les pensées dites substituées, et sur le symptôme appelé « Gedankenlautwerden ». *Arch. bohémiennes de Médecine clinique,* 1905, T. VII, page 25, analysé in Neurol. Centralblatt, 1906, page 138.

HOFF et SILBERMANN. — Anderungen ber Akustischen Wahrnehmungswet bei Temporallapenläsionen (Changement du monde perceptif acoustique chez des trépanés du lobe temporal). *Z. Neur.*, T. 144-1933, page 657.

JANET (P.). — L'hallucination dans le délire de persécution. *Revue philosophique,* 1932, page 59.

JANET (P.). — Les sentiments dans le délire de persécution. *Journal de psychologie,* 1932, pages 161 à 240, 401 à 460.

JULIUSBERGER. — Sur le « Gendankenlautwerden ». *Allg. z. für Psych.*, 1898, T. LV, page 29.

KLEIN. — Gedankenhören bim Affektion im linken Schlafenkaffen *Zeitrischift,* 1924, T. 89, page 81 (Echo de la pensée dans une lésion du lobe temporal gauche).

KLINKE. — Sur les symptômes du Gedankenlautwerden. *Arch. für Psych.*, 1894. T. 26, page 147.

KOFFEN. — Le « Gedankenlautwerden ». *Neur. Centralblatt,* 1896, page 324.

LAGACHE (D.). — Les hallucinations verbales et la parole. Thèse, Paris, 1934.

LANGLOIS. — Cas curieux de dédoublement de la personnalité. *A.M.P.*, 1881.

LÉVY-VALENSI (J.). — L'Automatisme Mental dans les délires systématisés chroniques d'influence et hallucinatoires. Le syndrôme de dépossession. Congrès de Blois, 1927.

MASSELON. — L'hallucination et ses diverses modalités. *J. de psychologie,* 1912-1913.

MAURY. — Hallucination hypnagogique. *A.M.P.,* 1845.

MINKOWSKI. — Automatisme mental. *A.M.P.,* 1927, page 109.

MINKOWSKI. — Le sentiment d'influence. *A.M.P.,* 1927, page 105.

MINKOWSKI. — Jalousie pathologique sur fond d'automatisme mental. *A.M.P.,* 1929, page 35.

MOURGUE (R.). — La neurobiologie de l'hallucination. Bruxelles, 1932.

MOREL (F.). — L'écho de la lecture. *Encéphale,* 1933, T. I, page 169; *Encéphale,* 1934, T. I, page 18.

MOREL (F.). — Des bruits d'oreille, des bourdonnements, des hallucinations auditives élémentaires communes et verbales. *Encéphale,* 1936, T. II, page 81.

MORSIER (G. DE). — Le mécanisme des hallucinations. *A.M.P.,* 1930, T. II, page 373.

MORSIER (G. DE). — Les hallucinations. Etude oto-neuro-ophtalmologique. Rapport du XI<sup>e</sup> Congrès des Sociétés d'oto-neuro-ophtalmologie. Bordeaux, 1938.

NAYRAC (P.). — L'Automatisme Mental. Rapport. Congrès de Blois, 1927, page 28.

NODET (Ch.-H.). — Le groupe des psychoses hallucinatoires chroniques, essai nosographique. *Monographie de l'Encéphale,* 1937.

PETIT (G.). — Essai sur une variété de pseudo-hallucination. Les auto-représentations aperceptives. Thèse, Bordeaux, 1912.

PIÉRON (H.). — L'écho de la pensée et la théorie des hallucinations, d'après M. Stransky. *A.M.P.,* 1912, T. I, page 327.

PORC'HER (Yves). — Discussion sur l'Automatisme Mental. Congrès de Blois, 1927.

RÉGIS (E.). — Les hallucinations unilatérales. *Encéphale,* 1881, page 43.

RÉGIS (E.). — Les hallucinations unilatérales et la Pathogénie des hallucinations. Congrès des aliénistes, Nancy, 1896.

PRIVAT DE FORTUNIÉ et BELFIS. — Un cas d'hallucinose chronique. *Encéphale* 1938, T. II, page 212.

SCHRÖDER. — Fremdenken und Fremdhandehn. *Monatschrift für Psych.,* 1926.

SÉGLAS. — Dédoublement de la personnalité et hallucinations verbales psycho-motrices. *Arch. de Neurol.,* 1892, page 201.

SÉGLAS. — Les troubles du langage chez les aliénés, 1892.

# *TABLE DES MATIÈRES*

Collection ***Psychanalyse et Civilisations***
*dirigée par Jean Nadal*

L'histoire de la découverte de la psychanalyse témoigne que démarche clinique et théorie issues de champs voisins ont concouru, par étayage réciproque à élaborer le concept d'inconscient, à éclairer les rapports entre pathologie et société et à reconsidérer les liens entre le malaise du sujet singulier et celui de la civilisation.
Dans cette perspective, la collection "Psychanalyse et Civilisations" tend à promouvoir cette ouverture nécessaire pour maintenir en éveil la créativité que Freud y a trouvée pour étayer, repenser et élargir la théorie. Ouverture indispensable aussi pour éviter l'enfermement dans une attitude solipsiste, qui en voulant protéger un territoire et préserver une identité, coupe en réalité la recherche psychanalytique de ses racines les plus profondes.

## Dernières parutions

*L'espace africain. Double regard d'un psychanalyste occidental et d'un dramaturge africain*, CLAUDE BRODEUR.
*Bisexualité et littérature. Autour de D.H. Lawrence et de Virginia Woolf*, FRÉDÉRIC MONNEYRON.
*De la culture à la pulsion*, Joel BIRMAN.
*Les névroses toxiques et traumatiques*, DAVID MALDAVSKY.
*De l'égorgement en particulier et du crime en général*, F.Z.E. BENCHEIKH.

Collection ***Psychanalyse et Civilisations***
*dirigée par Jean Nadal*

**Déjà parus**

*Mallarmé ou la création au bord du gouffre*, Anne BOURGAIN-WATTIAU.
*Le Transfert*, J.P. RESWEBER.
*Le sacré et le religieux. Expression dans la psychose*, (dir) M. LAHARIE
*Les espaces de la folie*, Jean-David DEVAUX.
*Le psychotique : sa quête de sens*, Claude BRODEUR.
*L'arrière-scène du rêve*, J.M. PORRET.
*Les travaux d'OEdipe*, C. DUBARRY, G. GARNER, L. MÉLÈSE, P. RÉFABERT.
*La légitimation. Approche psychanalytique, sociologique et anthropologique*, Louis MOREAU de BELLAING.
*Psychanalyse et cancer*, Danièle DESCHAMPS.
*Politique de la psychanalyse face à la dictature et à la torture*, Helena BESSERMAN VIANNA
*Une étude psychanalytique de la figure du ravissement dans l'oeuvre de Marguerite Duras. Naissance d'une oeuvre, origine d'un style*, S. FERRIERES-PESTUREAU.
*Le style, structure et symptôme*, B. STEINER et G. MORALÈS (dir.)
*Génétique et temporalité*, Anne JOOS DE TER BEEST.
*L'antimanagement. Psychanalyse de la violence dans l'entreprise*, Loïck ROCHE.
*Un autisme qui se dit...Fantôme mélancolique*, Jacqueline LÉGER.
*Sortir de la croyance*, Xavier AUDOUARD.

Collection ***Psychanalyse et Civilisations***
*dirigée par Jean Nadal*

*Les matins de l'existence*, M. CIFALI
*Les psychanalystes et Goethe*, P. HACHET
*Œdipe et personnalité au Maghreb, Éléments d'ethnopsychologie clinique*, A. ELFAKIR
*Le pervers narcissique*, Alberto EIGER
*Ethnologie et psychanalyse*, N. MOHIA-NAVET
*Le stade vocal*, A. DELBE
*L'orient du psychanalyste*, J. FÉLICIAN
*Psychanalyse, sexualité et management*, L. ROCHE
*Un mensonge en toute bonne foi*, M.N.
*L'image sur le divan*, F. DUPARC
*Traitement psychothérapique d'une jeune schizophrène*, J. BESSON
*Samuel Beckett et son sujet, une apparition évanouissante*, M. BERNARD
*Du père à la paternité*, M. Tricot, M.-T. FRITZ
*Transfert et structure en psychanalyse*, Patrick CHINOSI
*Freud et la création littéraire*, G. MEMMI.
*Traces du corps et mémoire du rêve*, Kostas NASSIKAS
*Métamorphoses du corps. Dessins d'enfants et oeuvres d'art*, S. CADY, C. ROSEAU
*La jalousie*, colloque de Cerisy sous la direction de Frédéric MONNEYROU.
*Ecriture de soi et Psychanalyse*, (dir) J.F. CHIANTARETTO
*Mort et création: de la pulsion de mort à la création* , Béatrice STEINER
*L'invention psychanalytique du temps*, Ghyslain LÉVY
*Une étude psychanalytique*, S. LAKHDARI
*Angel Guerra*, Benito Pérez Galdos
*La haine de l'amour*, Maurice HURNI et Giovanna STOLL
*Du droit à la réparation*, Yolande PAPETTI-TISSERON

Collection ***Psychanalyse et Civilisations***
*dirigée par Jean Nadal*

*Rêve de Corps, Corps du Langage*, collectif.
*Oralité et Violence*, K. NASSIKAS
*Emprise et Liberté*, collectif.
*La pensée et le trauma*, M. BERTRAND
*Mot d'esprit, inconscient et événement*, M. KOHN
*La diagonale du suicidaire*, S. OLINDO-WEBER
*Journal d'une anorexie*, K. NASSIKAS
*Le soleil aveugle*, C. SANDORI
*Ferenczi et l'école hongroise de psychanalyse*, E. BRABANT
*Les fantômes de l'âme*, C. NACHIN
*Psychanalyse en Russie*, M. BERTRAND
*Freud et le sonore*, E. LECOURT
*Pour une théorie du sujet-limite*, V. MAZERAN et S. OLINDO-WEBER
*Ferenczi, patient et psychanalyste*, Collectif dirigé par M. BERTRAND
*Le cadre de l'analyse*, Collectif, colloque du Cercle Freudien
*La métaphore en psychanalyse*, S. FERRIÈRES-PESTUREAU
*L'expérience musicale. Résonances psychanalytiques*, E. LECOURT
*Dans le silence des mots*, B. ROTH.
*La maladie d'Alzheimer, "quand la psyché s'égare..."*, C. MONTANI.
*Lire, écrire, analyser : la littérature dans la pratique psychanalytique*, A. FONYI.
*L'image sur le divan, comment l'image vient au psychanalyste*, F. DUPARC.
*Herbes vivantes, Espace analytique et poésie*, J. PERSINI
*Métamorphoses de l'angoisse. Croquis analytiques*, J. ARDITI-ALAZRAKI
*Idées en folie. Fragments pour une histoire critique et psychanalytique de la psychopathologie*, J. CHAZAUD
*Cet obscur objet du désir*, C. DUMOULIÉ

Made in the USA
Monee, IL
04 November 2026

67383115R00089